Schenken Sie dieses Buch Ihrem Arzt!

Und drei Bekannten, die Sie gerne wieder gesund sehen möchten.

Frank Jester

ARGININ

Der natürliche Kraftstoff für Blut, Kreislauf und Gesundheit

3. überarbeitete Auflage
Juli 2011

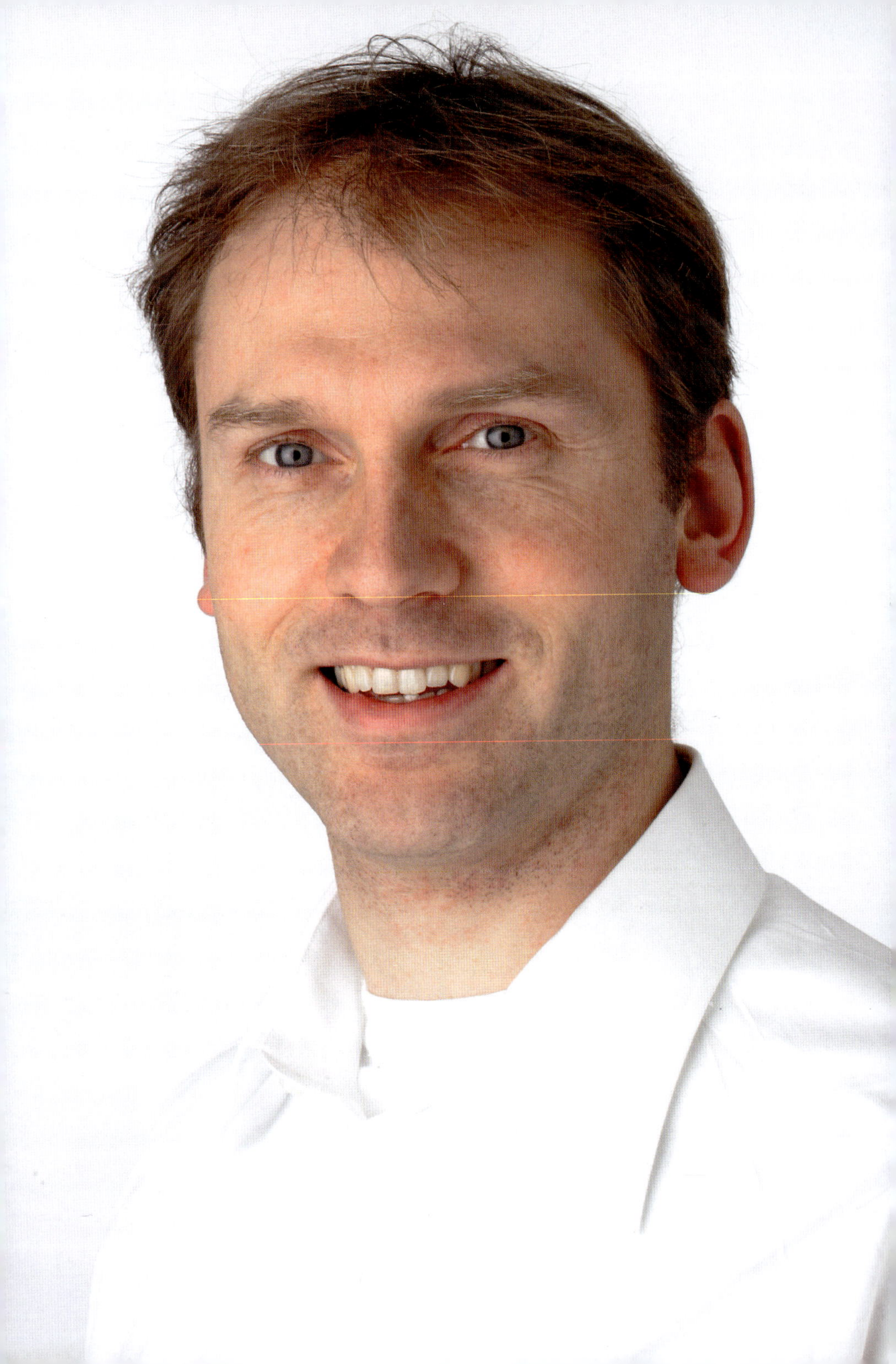

Danksagung

Ich danke für ihre Unterstützung ganz herzlich: Herrn Professor Rainer Böger für das Verfassen des Vorworts und viele wertvolle Anregungen, Herrn Bernd Meier für die gelungene Umsetzung in eine Printform und die logistische Aufarbeitung, Herrn Dr. Joe Prendergast für den freundschaftlichen und kollegialen Gedankenaustausch, Herrn Heinrich Wiens für das Korrekturlesen, Herrn Sebastian Ortmann für das wunderbare Layout, Herrn Dirk Bruster und für seine ideelle Unterstützung, Herrn Phillip Stockfleth für die Inspirationen aus seinem Buch "Durchhalten", Herrn Gerhard Klassen für seine zuverlässige Recherche, meiner Ehefrau Marina für ihre stete und liebevolle Unterstützung, meinen Eltern für die positiven Rückmeldungen in der Arginin-Anwendung sowie allen bisherigen Arginin-Anwendern, die mir mit ihren Erfahrungsberichten zu Hunderten aufzeigten, dass ich mich auf dem richtigen, gesundmachenden Weg befinde.

Hamburg im Juni 2011

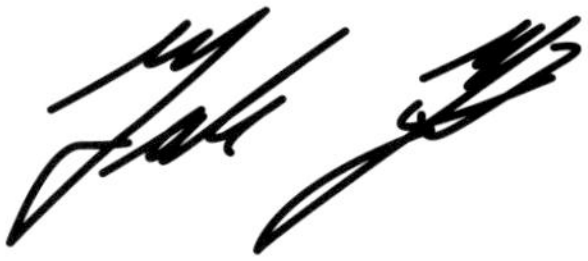

Warnung

Dieses Buch ist nur für den eigenen Bedarf gedacht. Vervielfältigungen und Digitalisierung in jeglicher Form sind nur mit schriftlicher Genehmigung des Urhebers gestattet.

Dieses Buch ersetzt keine ärztliche Untersuchung und Behandlung. Es wird dringend davon abgeraten, Medikamente und Therapien in Eigenregie abzusetzen. Sprechen Sie mit Ihrem Therapeuten, wenn Sie gedenken, Arginin einzunehmen.

Viele Erläuterungen in diesem Buch sind hypothetischer Natur, für die es noch keine stichhaltigen Studien und Forschungsergebnisse gibt. Der Stand der Forschung kann die Inhalte dieses Buchs durchaus in ihrem Sachverhalt verändern. Das ist so gewollt. Das Buch soll Anreiz geben, sich mit der Thematik intensiver zu befassen und motivieren, Beweise oder Gegenbeweise für meine Theorien zu finden.

Ich treffe in diesem Buch keine Heilaussagen!

Gesund kann Sie weder dieses Buch noch ich machen. Gesund werden Sie nur durch Ihre eigenen Kräfte. Wie Sie diese Kräfte mobilisieren, mögen Sie zwischen den Zeilen herauslesen. Seien Sie kritisch gegenüber Neuem. Scheuen Sie sich nicht, Fachleute und Fachliteratur um Rat zu fragen. Vor einer nicht von einem Therapeuten begleiteten Umsetzung der Ratschläge in diesem Buch wird eindringlich gewarnt!

Autor: Frank Jester,
Hamburg, Copyright 2011

Widmung

Ich widme dieses Buch dem Menschen, ohne dessen beharrliches Einwirken ich die Feder viel später ergriffen hätte, dieses Buch zu schreiben und mit dessen Unterstützung ich konsequent den Weg bis zur Fertigstellung gehen konnte,

meiner geliebten Ehefrau

Marina.

Vorwort

Dass L-Arginin ein ganz besonderer Stoff ist, war in medizinischen Fachkreisen kein Geheimnis mehr, spätestens seit Louis J. Ignarro, Ferid Murad und Robert F. Furchgott im Jahr 1998 den Nobelpreis für Medizin für die Entdeckung des Signalmoleküls Stickstoffmonoxid (NO) erhalten hatten. NO wird aus L-Arginin gebildet, und die mangelhafte Umsetzung von L-Arginin zu NO im menschlichen Organismus kann zu schweren Mangelsymptomen, ja zu Erkrankungen u. a. des Herz-Kreislauf-Systems führen. Dies konnten wir und viele andere Arbeitsgruppen in den Jahren und Jahrzehnten seit 1991 nachdrücklich belegen. Erstmals ist es jetzt Frank Jester gelungen, hier eine zusammenfassende Darstellung der biologischen und medizinischen Bedeutung von L-Arginin in einer auch für medizinische Laien verständlichen Weise vorzulegen. Frank Jester beschäftigt sich in seiner Praxis nicht nur mit der therapeutischen Anwendung von L-Arginin, sondern arbeitet auch an dessen wissenschaftlichem Verständnis mit. Daher ist er sicher besonders kompetent, diese Zusammenhänge aufzuschreiben. Diesem Werk ist zu wünschen, dass es weite Verbreitung findet und dass viele Leser sich anregen lassen, mehr als bisher für sich und ihre Gesundheit zu tun – auch und besonders mit L-Arginin!

Hamburg, im April 2010

Prof. Dr. med. Rainer Böger

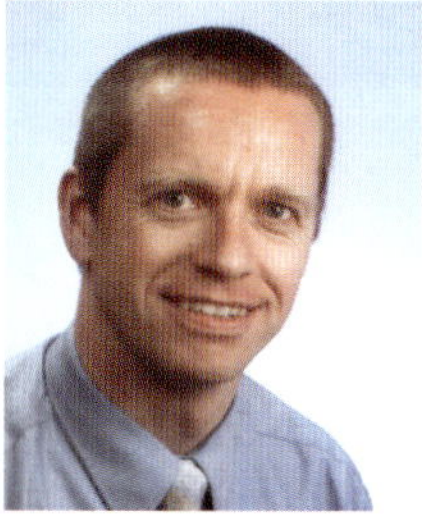

Prof.
Dr. med. Rainer H. Böger

ist Leiter der klinisch-pharmakologischen Abteilung am Institut für experimentelle und klinische Pharmakologie und Toxikologie im Universitätsklinikum Hamburg-Eppendorf. Er ist der führende Arginin-Forscher Deutschlands.

Inhalt

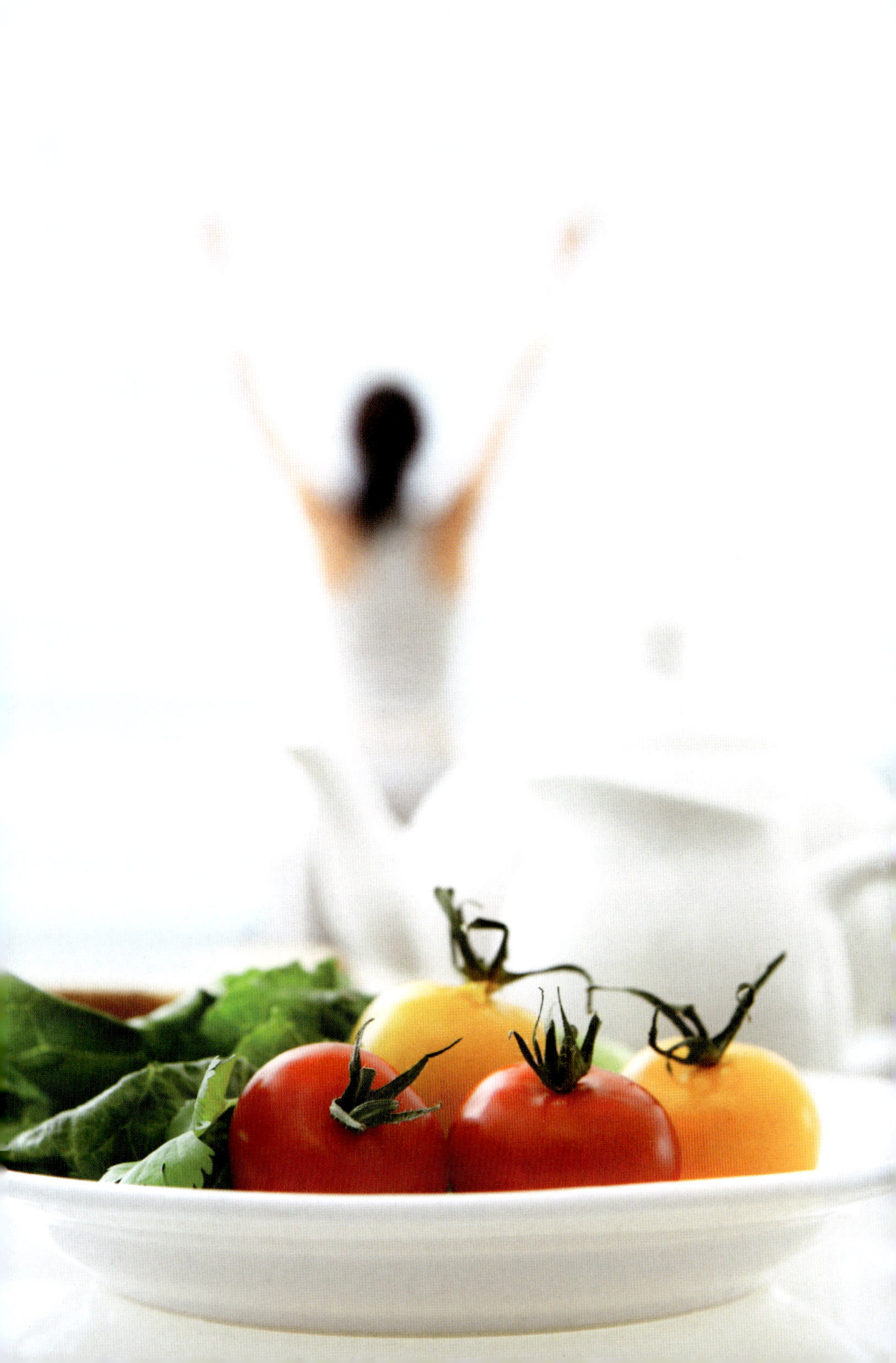

Über den Autor

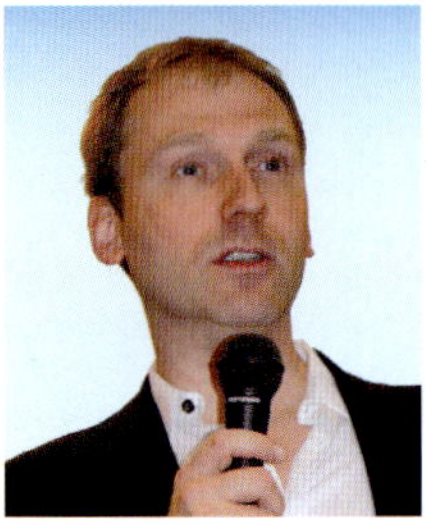

Vita

Geboren in Hamburg-Wandsbek • 1988 Abitur • 1988–1991 Ausbildung zum Rettungssanitäter beim Malteser Hilfsdienst Hamburg • 1996–1998 Ausbildung zum Heilpraktiker; Staatl. geprüfter Heilpraktiker • 1998 Gaststudium an der medizinischen Akademie Carl Gustav Carus in Dresden • 1994–2001 Studium der Medizin an der Universität Hamburg; Staatsexamen Humanmedizin; Interessenschwerpunkte: Onkologie, Ophthalmologie (ganzheitliche Augenheilkunde) • 2000 Praktisches Jahr am Militärspital in Chishenov, Moldawien • 2001–2005 Studium der Zahnmedizin an der Universität Hamburg; Staatsexamen Zahnmedizin; 2005 Gründung einer eigenen Praxis in Hamburg

Berufstätigkeit

Seit 1993 Dozent für Heilpraktiker an der Deutschen Paracelsus Schule in Hamburg, Bremen, Oldenburg, Bielefeld und Kiel; Schwerpunkt Entgiftung, Entschlackung und Ernährungsberatung, insbesondere Naturkost-Ernährung • Amalgamausleitung • Seit 1998 Durchführung von Kursen zu lebensrettenden Sofortmaßnahmen und Erster Hilfe für Führerscheinanwärter und Piloten in Hamburg • Eigene Arztpraxis und Zahnarztpraxis in Hamburg

Hobbys und Interessen

Gründung des Abenteuer Wanderclub (AWACU e. V.) und Vermittlung von Survival-Kursen für Manager • Gründung von Bremen-Survival • Fahrradtouren von Hamburg nach Marokko, Norwegen (Nordkap), Russland, New Delhi (Indien). Zuletzt: Nur mit rohem Obst und Gemüse als Nahrung 5.500 Kilometer komplett um die Ostsee herum • Kanutouren • Tauchen • Buddelschiffbauen • Flüge als Pilot in Kleinflugzeugen • Mehr als 80 zum Patent anstehende Erfindungen • Sprachen: Englisch, Französisch, Spanisch, Russisch und Polnisch

Einleitung: Sauer macht lustig? Ein gefährliches Märchen!

Sie wundern sich bestimmt, liebe Leserinnen und Leser, warum ich dieses Buch ausgerechnet mit einer so „sauren“ Überschrift beginne. Natürlich hätte ich auch einen lustigen Einstieg wählen können. Aber dann würde ich der medizinischen Realität ausweichen. Das jedoch hilft niemandem. Und ich will Ihnen helfen. Mit diesem Buch. Warum ich das tue? Beleuchten wir einmal meine Motivation, dieses Buch zu schreiben und schalten wir zurück auf die Anfangsjahre des Mediziners Frank Jester: Was die medizinische Ausbildung angeht, habe ich eine ganze Anzahl von Lehr- und Wanderjahren hinter mir. Auf dem traditionellen Weg, den jeder gehen muss, der Arzt werden will.
Zweifellos habe ich währenddessen eine Menge über die Medizin gelernt. Besser gesagt, über den aktuellen Stand der Schulmedizin. Eines aber fehlte im Studium und Ärztealltag — die Information, wie man Menschen zu hundert Prozent heilt. Unter Heilung verstehe ich, den Zustand wiederherzustellen, wie er vor einer Erkrankung war. Wohlgemerkt: ohne Narben zu hinterlassen und ohne ein anderes Organ in Mitleidenschaft zu ziehen. Ohne chemische Hilfssubstanzen, versinnbildlicht als Medikamente.

Zur Verdeutlichung: Ich bin auch approbierter Zahnarzt, ebenfalls mit einer klassischen zahnmedizinischen Ausbildung. Aber ich wage deshalb keinesfalls zu behaupten, dass ich Zahnheilkunde ausübe. Was ich mache, ich sage das ganz deutlich, ist lediglich Reparatur von Zahnsubstanz. Genauso war es im humanmedizinischen Bereich, nämlich Symptome lindern, während die Ursachen unbeachtet blieben. Später habe ich mich der Naturmedizin zugewandt und deren Gesetze studiert. Denn mir ist keine einzige Krankheit bekannt, und diese Ansicht vertrete ich seit Jahren, die von der klassischen „Reparatur-Medizin" vollständig geheilt wird.

Außerdem bin ich felsenfest davon überzeugt, dass es im Grunde nur eine einzige, eine zentrale Ursache für Erkrankungen gibt. Gewissermaßen die Mutter aller Krankheiten. Die werden Sie in diesem Buch kennenlernen. Und genau die gilt es schachmatt zu setzen.
Hierfür gibt es eine geradezu wunderbare Möglichkeit. Eine, die ohne Chemie und Operationen auskommt. Sozusagen eine biologische Firewall-Variante. Sie stammt direkt vom Schachbrett der menschlichen Evolution.

Die Rede ist vom „Wundermolekül" Arginin. Ein wahrer Jungbrunnen für Ihre Blutgefäße. Funktionieren die nämlich wieder wie einst bei Adam und Eva und beachten Sie einige flankierende Regeln, zeigen Sie unnötigen, reparierenden Eingriffen für immer die Rote Karte.

Warum dieses Buch Ihr Leben zum Guten verändern kann

Es gibt etwa 40.000 Krankheiten. Mir ist keine bekannt, die von der Schulmedizin zu hundert Prozent geheilt werden kann. Wenn es aber 40.000 Krankheiten gibt — muss es dann nicht auch 40.000 „Gesundheiten" geben? Natürlich eine rein rhetorische Spekulation. Zweifellos haben wir nur eine einzige Gesundheit. Aber wenn es nur eine Gesundheit gibt, gibt es dann vielleicht auch nur eine Krankheit? Trifft das zu, sollten wir uns auf die Suche machen nach dieser einzigen Krankheit. Beseitigen wir diese „Kernkrankheit", müssen wir folgerichtig gesund werden. Und zwar in allen Problembereichen. Dazu müsste eigentlich ein Wundermittel her. Das meine ich ausdrücklich im übertragenen Sinne, Wunder sind ja eher das Metier der Märchengebrüder Grimm. Sprechen wir also besser von einem Universalmittel. Im Idealfall eines auf natürlicher Basis und mit unterstützender Funktion für den Körper. Sozusagen eine Art biologische Zündkerze. Denn heilen kann der Körper sich nur selbst, das lehrte schon Ärzte-Urvater Hippokrates.

Ich behaupte, dass es diese Zündkerze schon gibt. Sie muss gar nicht neu erfunden werden. Es gab sie schon immer. Es ist die Aminosäure Arginin. Aber ihre zentrale Bedeutung für die Gesundheit des Menschen hat man lange Zeit nicht verstanden. Das Wissen darüber setzt sich im gegenwärtig gelehrten Medizinwesen erst mit langsamen Schritten durch. Machen wir uns also auf die Suche nach den Wurzeln der

Krankheit, die Behandlung von Begleiterscheinungen lenkt dabei nur ab. Ich denke weiter, als nur Symptome zu bekämpfen. Niemandem ist auf Dauer damit geholfen, diese Begleiterscheinungen nur irgendwie verschwinden zu lassen. Ich bin Ursachenforscher, deshalb will ich immer erst einiges wissen, bevor ich behandele: Warum ist der Körper krank geworden? Warum hat der Mensch Schmerzen, warum funktioniert das Bindegewebe nicht oder warum stellt ein Organ seine Funktion ganz oder teilweise ein?

Ein Beispiel: Warum hat sich das Wohlbefinden verabschiedet bei jemandem, der an Arthrose leidet? Arthrose bedeutet Abnutzung. Und die Ursache? Warum hat gerade dieser Mensch Arthrose? Warum haben Langstreckenläufer und andere Ausdauersportler mit Abnutzungserscheinungen meist kein Problem? Warum leiden andere Menschen an Bluthochdruck, Hautproblemen, Leberschäden, Alzheimer, Akne oder Diabetes? Steckt hinter all dem vielleicht eine einzige Krankheit? Und wenn ja — wie heile ich diese Krankheit? Wohlgemerkt: Ich spreche von Heilung, nicht von Reparatur. Nach meinem Verständnis von Medizin ist das die Wiederherstellung des Zustandes vor der Erkrankung, ohne eine Narbe zu hinterlassen und ohne Reparaturschäden an anderen Organen zu verursachen. Das ist für mich Heilen. Auch ohne Tabletten und Medikamente. Weil da schon auf der Verpackung gewarnt wird: „Zu Risiken und Nebenwirkungen fragen Sie Ihren Arzt oder Apotheker". Ein Hinweis, bei dem immer mehr Menschen mulmig zumute ist. Völlig zu Recht, wie kompetente Medien berichten.

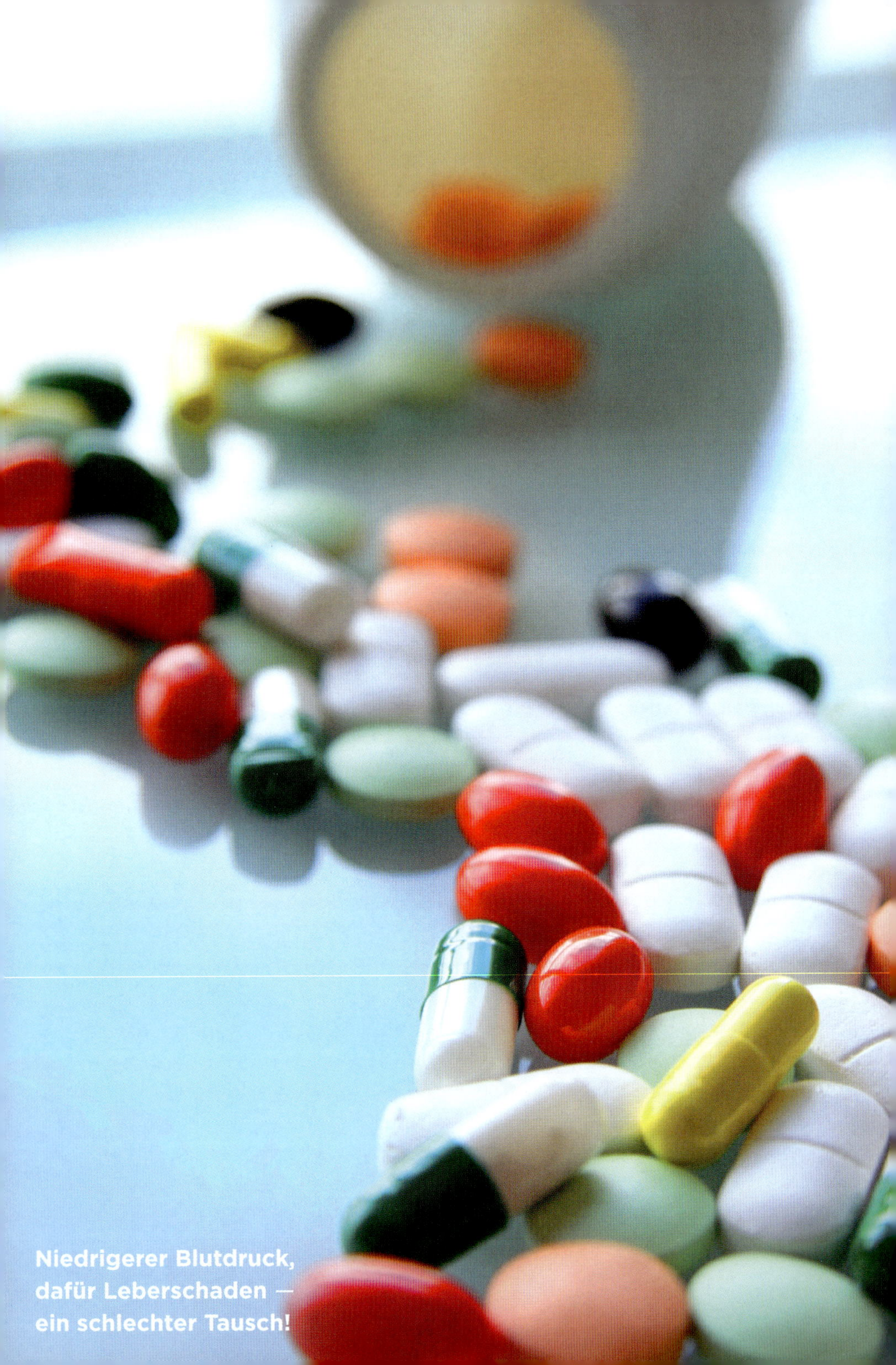

Niedrigerer Blutdruck, dafür Leberschaden – ein schlechter Tausch!

Ganz präzise Fakten bringt die Süddeutsche Zeitung: „Seit wenigen Jahren untersuchen Spezialisten in Kliniken in Greifswald, Jena, Rostock und Weimar die neu eingelieferten Patienten auf Arzneimittel als Ursache der Krankheiten. Aufgrund dieser Erfahrungen schätzt die Wuppertaler Pharmakologin Petra Thürmann, dass rund fünf Prozent aller Aufnahmen in innere Abteilungen auf Nebenwirkungen zurückgehen [...] Das Bundesinstitut für Arzneimittel und Medizinprodukte bestätigt die Größenordnung. Das wären bis zu 300.000 Fälle im Jahr. Nach Einschätzung des Bremer Gesundheitsforschers Gerd Glaeske werden jährlich 16.000 bis 25.000 Todesfälle durch Neben- und Wechselwirkungen verursacht."

Nierenschäden, so heißt es in dem Artikel weiter, seien dabei vergleichsweise selten. Bei zwei Dritteln aller Fälle in den Kliniken handele es sich um Magenblutungen und -geschwüre im Zusammenhang mit Schmerzmitteln, zu starke Unterzuckerung durch Medikamente gegen Diabetes oder teils schwere Schäden durch Herz-Kreislauf-Mittel. Allein bei einer bestimmten Form der Herzschwäche bekämen 70 bis 80 Prozent der Patienten durch die Behandlung zusätzliche Probleme.

Nebenwirkungen, das bedeutet oft aber auch, eine Beschwerde gegen eine andere einzutauschen. Zu diesem Thema gibt es eine Reihe aussagekräftiger Studien. Gerade hat Professor Dr. med. Böger vom Universitätskrankenhaus in Hamburg eine weitere veröffentlicht. Zentrale Aussage: Blutdrucksenkende Medikamente können die Leber erheblich schädigen! Mit anderen Worten: Versucht man den Blutdruck zu senken, handelt man sich möglicherweise einen Leberschaden ein. Ein schlechter Tausch. Von Heilung im ursprünglichen Sinn des Arztberufes ist das megameilenweit entfernt.

Die Säure einfach über Bord werfen?
Zwecklos, an der nächsten Station steigt sie wieder zu!

Nehmen wir einen übersäuerten Rheumapatienten. Der Arzt verschreibt ihm Medikamente gegen sein Leiden. Bald darauf treten Symptome wie z. B. Magenschmerzen auf. Klar, durch das Medikament wird im Magen zusätzlich Säure produziert. Also gibt es ein neues Medikament. Diesmal einen sogenannten Protonenpumpenhemmer, einen Säureblocker gegen die Magensäure. Problem beseitigt, möchte man meinen. Jetzt ist der Magen kein Auffangbehälter für überschüssige Säure mehr und ich kann meine Rheumatabletten besser vertragen. Aber so einfach lässt sich die Säure nicht über Bord werfen. Sie sucht sich ein neues Ventil — beispielsweise die Haut, die Gelenke, die Nieren, das Fettgewebe, das Bindegewebe oder das Gehirn. Ich habe in meiner Praxis Menschen erlebt, die kamen mit einem Sammelsurium von über 14 verschiedenen Medikamenten zu mir! Alle diese Patienten waren, wie die Blutuntersuchung ergab, im ganzen Organismus übersäuert. Womit wir mitten drin sind im sauren Thema, das ich einleitend angekündigt habe: Macht sauer wirklich lustig?

Wann ist man eigentlich „sauer“? Im Volksmund heißt es nach einer durchzechten Nacht: „Ich habe heute den ganzen Tag in sauer gelegen“. Oft wird, natürlich mit „saurer Miene“, über einen Kater geklagt. Andere klagen auch ohne Alkohol-Exzesse: „Ich fühle mich heute so ausgelaugt“. Und dann diese ständige Müdigkeit, Konzentrationsschwäche, man fühlt sich kraftlos und ohne Energie. All diese Situationen verdichten sich zu einer Grundsatzfrage: Wie sauer kann oder sollte man eigentlich sein? Gibt es einen Anhaltswert, eine grobe Richtlinie? Existiert eine Säure-Schallmauer?

Erinnern wir uns: Säuren und Basen, davon haben wir alle im Chemieunterricht gehört – und irgendwann vergessen. War ja auch nicht gerade das interessanteste Fach in der Schule. Aber gerade für unseren Körper, für unsere Gesundheit, sind die Zusammenhänge sehr wichtig.

Auch das wissen die meisten noch aus der Schule: 60 bis 70 Prozent unseres Körpers bestehen aus Wasser. In den Zellen und außerhalb der Zellen. Aber in diesem Wasser, das wir im Körper haben, ist mehr drin. Es enthält eine ganze Reihe von Stoffen. Die können entweder sauer sein oder basisch. Okay, Säure befindet sich in jedem menschlichen Körper, sie ist ein natürliches Stoffwechselprodukt. Das allein ist relativ unschädlich, die überschüssige Säure wird im Normalfall über die Nieren ausgeschieden. Aber wenn sich diese sauer machenden Stoffe im Übermaß im Körper herumtreiben, können sie Schaden anrichten. Dann „liegt man permanent in sauer".

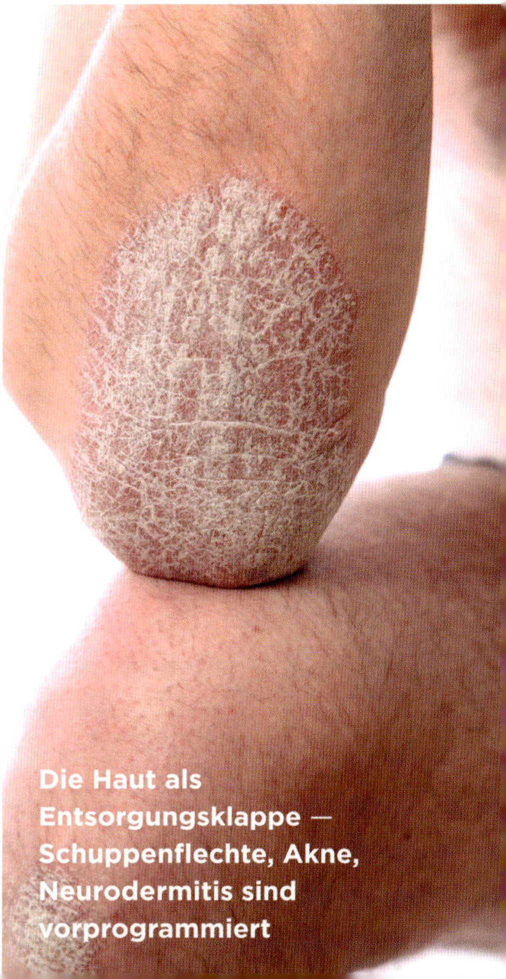

Die Haut als Entsorgungsklappe — Schuppenflechte, Akne, Neurodermitis sind vorprogrammiert

Um das festzustellen, gibt es eine sinnvolle Maßnahme: Man misst den Säurewert im Urin. Damit wird der sogenannte pH-Wert analysiert. Liegt der im sauren Bereich, scheidet der Organismus vermehrt Säure aus, vorwiegend über die Nieren. Aber es gibt auch andere Wege, über die sich der Körper überflüssiger Säure entledigt. Beispielsweise über die Haut. Dann hat die ein Säureproblem. Und sie wehrt sich dagegen. Viele Krankheiten, die mit Säureausscheidung zusammenhängen, sind eigentlich Übersäuerungskrankheiten, z. B. Schuppenflechte (Psoriasis) und Akne. Ein Indiz, dass die Säure über die „Entsorgungsklappe Haut" raus will aus dem Körper. Gleiches gilt für eine krankhafte Hautrötung (Erythem), teilweise auch für Neurodermitis.

Eine Hautkrankheit. Üble Sache. Also her mit der entzündungshemmenden Creme. Folge: Die kräftige entzündungsbedingte Durchblutung, die die Haut bekommen hat, um in diesem Bereich zu entsäuern, wird unterdrückt. Zwar wird die Haut schön sauber, aber die Säure ist damit nicht weggezaubert. Sie sucht sich einfach einen anderen Weg. Dann habe ich die Übersäuerung vielleicht im Magen. Aber dort ist sie auch höchst unerwünscht — Schmerzen, Übelkeit, Erbrechen, Sodbrennen... Also wird, wie bekannt, ein Säurepumpenhemmer verschrieben. Der drängt die Säure aus dem Magen. Aber sie bleibt stur im Körper, sucht nach einem neuen Ausweg. Möglicherweise über die Gelenke.

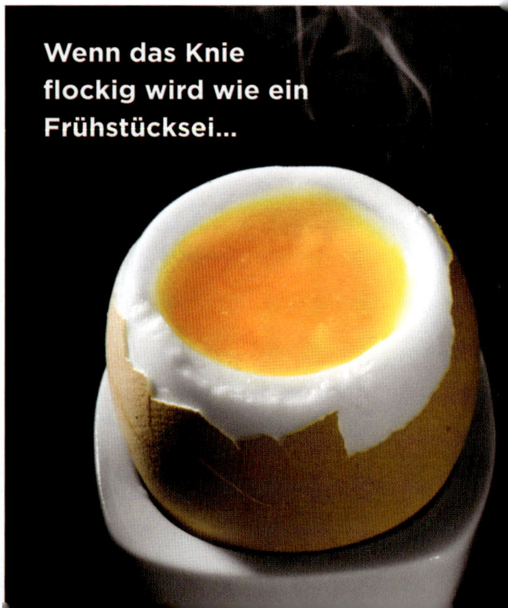

Arthrose

Begeben wir uns zum Tatort Kniegelenk. Jeder weiß, dass dort Knorpel für die schmerzfreie Bewegung sorgen. Knorpel besteht aus Bindegewebe, aus Knorpelzellen, also aus Eiweiß. Und was passiert, wenn Säure auf Eiweiß trifft — das Eiweiß verändert seine Struktur. Für diese Erkenntnis müssen wir gar nicht den Chemieunterricht im Geiste wiederholen. Man nimmt einfach ein Frühstücksei und beträufelt es mit Zitronensäure. Im Nu flockt das Eiweiß auf. So ähnlich läuft das bei einem ständig übersäuerten Organismus auch im Knorpel ab. Er verliert langsam seine Festigkeit. Das passiert ganz schleichend, aber irgendwann, meist aus heiterem Himmel, ist im wahrsten Wortsinn der Knackpunkt erreicht: Es muss nicht immer der artistische Seitfallzieher beim Fußballspiel sein, selbst bei einer ganz normalen Belastung, z. B. beim Einkauf, beim Gang zur Straßenbahn oder wenn man gerade die Getränkekiste aus dem Auto hebt — plötzlich wird der aufgeweichte, aufgelöste und lockere Knorpel beschädigt. Ein Stück löst sich ab, muss operiert werden. Die Folge ständiger Übersäuerung in den Gelenken.

Rückenschmerzen

Fragen Sie mal jemanden mit Rückenschmerzen. Der wird Ihnen einiges erzählen: Die Bandscheibe rückt hin und her, das drückt auf den Nerv, die Bewegungen sind eingeschränkt. Schlimme Sache, also hin zur Krankengymnastik. Dadurch werden, so verspricht man, die Muskeln gestärkt und die Bandscheibe bleibt da, wo sie hingehört. Ein Trugschluss. Wer die Anatomie der Wirbelsäule kennt, der weiß, dass zwischen den einzelnen Wirbelkörpern stabilisierende Bänder sitzen — der Bandhalteapparat der

Wirbelsäule. Dazwischen ist die Bandscheibe eingebettet. Sind diese Bänder nicht mehr stabil, kann bei bestimmten Bewegungen die Bandscheibe rausrutschen. Und da ist sie wieder, die Krankheitsverursacherin Säure. Auf ihrer Flucht hat sie sich in den Bändern niedergelassen, macht sie flockig wie unser Frühstücksei.

Mit Gymnastik ist dem Problem unmöglich beizukommen. Auch die stärksten Muskeln ringsum können die Aufgabe der Bänder nicht übernehmen. Denn nicht die schwache Muskulatur ist schuld, es ist der lockere Bandapparat zwischen den Wirbelkörpern. Hervorgerufen durch die Übersäuerung. Was jetzt? Gymnastik und Muskeltraining sind zwecklos. Also Operation, das Problem technisch in den Griff kriegen. Zwei Wirbelkörper zusammenschrauben, dann ist das Problem gelöst.
Schön wär's!

Cellulitis

Wechseln wir den Schauplatz. Es gibt Szenen im Leben einer Frau, auf die würde sie liebend gerne verzichten. Eines Tages steht sie vor dem Spiegel und bemerkt seltsame Dellen an ihren Rundungen. Die Frau von heute hat auch gleich die Diagnose parat. „Oh, mein Gott! Cellulitis!" Hysterie kommt auf. „Du müsstest mal abnehmen", sagt dann die beste Freundin. Und auch die Werbung weiß guten Rat, der ist allerdings teurer: „Verwende unser Produkt und alles wird gut!" Andere locken mit Shakes, Dragees oder Anti-Cellulite-Drinks, alle mit wohlklingenden Namen, alle sehr hochpreisig. Helfen wird kein einziges, denn alle Ratgeber „doktern" am Kernproblem vorbei.

Ein heikles Thema, bei dem weder Freundin noch Cellulitis-Killerdrinks etwas ausrichten. Dabei gibt es eine einfache Erklärung für das

Frauenfeind Nummer eins – Cellulitis ist ein Übersäuerungsproblem

Dellen-Debakel an Bauch, Hüften und Schenkeln. Die Ursache liegt im sogenannten Unterhautfettgewebe. Das besteht, wie der Name schon andeutet, aus Fett. Darüber liegt eine Bindegewebsschicht, in der Struktur vorstellbar wie ein Fliegengitter am Fenster, nur dünner, weicher und enger. Darüber kommt dann die Haut. Im Prinzip wird Fettgewebe also zusammengehalten durch ein engmaschiges Netzwerk aus Bindegewebe.

Erinnern wir uns, was die vagabundierende Säure mit dem Bindegewebe des Knorpels anstellte. Bauch- und Hüftregion, besser gesagt deren Bindegewebe, ereilt dasselbe Schicksal, es wird locker. Irgendwann ist aus diesem kleinen engmaschigen Fliegengitter ein grobmaschiges Fischernetz geworden. Bei diesem Grobraster gibt es kein Halten mehr gegen die nachrutschenden Fettmassen. Die wölben sich hoch, und an den

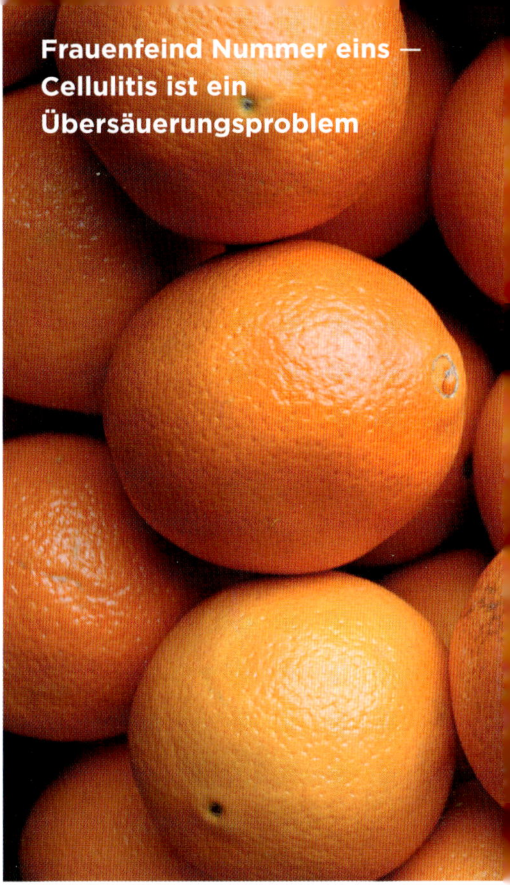

Schnittstellen dieses Fischernetzes entstehen Einkerbungen. Die Cellulitis ist da, der Frauenfeind Nummer eins.

Also wird geschmiert und geschluckt und getrunken, was Werbung und selbst ernannte Cellulitis-Experten empfehlen. Massagen werden gebucht, um das Bindegewebe zu stärken, Wundersportgeräte angeschafft, alles dreht sich ums Abnehmen. Kaum jemand denkt an die Hauptursache – die Übersäuerung.

Zoomen wir das Thema Säure einmal zurück von der Detailaufnahme zum Panoramablick. Nun erkennen wir: Die Ursachen all der eben skizzierten Krankheiten lassen sich zurückführen auf ein einziges Problem, das Kernproblem – die Übersäuerung unseres Körpers.

Erinnert alles irgendwie an das Volksmärchen von dem Hasen und dem Igel, das in Buxtehude stattgefunden haben soll. „Ick bün al dor!" („Ich bin schon da!"), sagte der Igel immer, wenn der Hase glaubte, das Rennen gegen ihn gewonnen zu haben. Ich darf Ihnen zur Definition des Grundproblems ein weiteres personifiziertes Szenario schildern: „Der Kaiser sitzt im Kopf." Stellen wir uns dazu den menschlichen Körper als ein beliebiges Land in vergangener Zeit vor. Die Bauern dieses Landes (die Körperzellen) wollen immer gut versorgt sein. Kommt es aber zu einem Versorgungsmangel, droht ein Bauernaufstand (im Gewebe des menschlichen Körpers). Dazu organisieren die Bauern „Entzündungstruppen", die allerhand Unheil anrichten. Der Kaiser, der sich das nicht gefallen lassen will, lässt seinerseits Truppen gegen die Aufständischen aufmarschieren – im „richtigen Leben" sind das Antibiotika. Diese chemischen Waffen vertreiben die Aufständischen aus der Provinz, in der sie mit ihren Entzündungen rebellieren. Aber ist damit der Krieg schon gewonnen? Mitnichten, höchstens eine Schlacht. Denn die Bauern, nach wie vor unterversorgt, weichen einfach aus. Sie verlagern ihre Rebellion an einen anderen Ort, rebellieren dort weiter, entfachen eine neue Entzündung, der Kaiser schickt wieder seine Antibiotika-Truppen und so weiter und so fort...

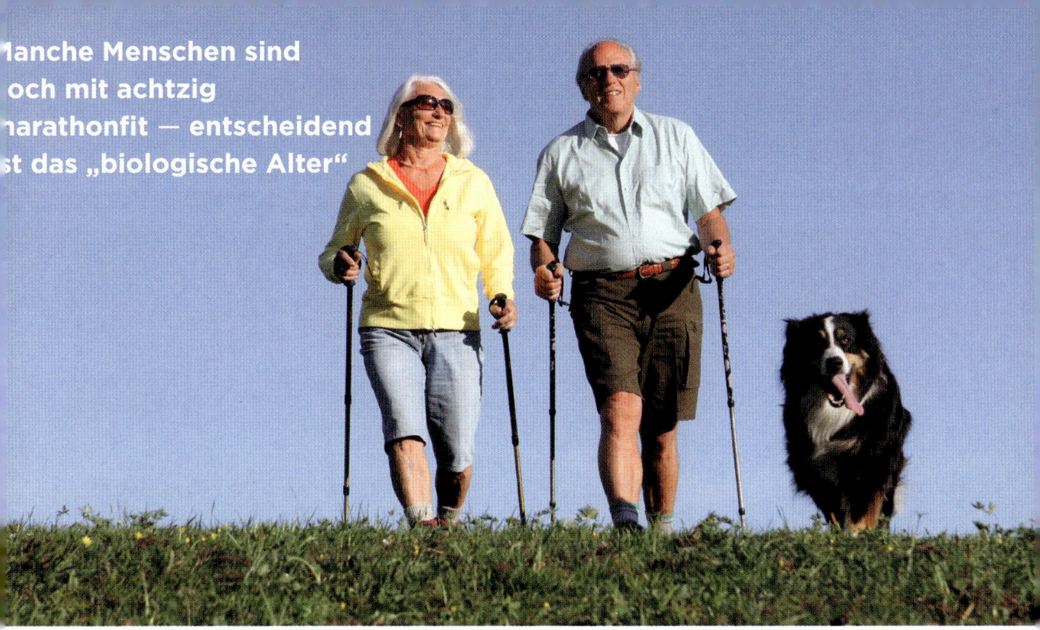

lanche Menschen sind och mit achtzig arathonfit — entscheidend st das „biologische Alter“

Eines Tages kommt ein weiser Ratgeber des Kaisers auf die Idee, wie er die Aufstände der Bauern ein für alle Mal beenden kann. „Großer Kaiser“, sagt er, „wenn wir nur immer die Entzündungen bekämpfen, bekommen wir nie wieder Frieden im Land.“ „Was schlägst du vor?“, fragt der Kaiser, dessen Reich sich inzwischen in einem ziemlich miserablen Zustand befindet. Nichts funktioniert mehr richtig, denn das gesamte Land leidet unter den permanenten Aufständen, sogar sein Abwehrsystem ist bedroht. „Großer Kaiser“, sagt der weise Ratgeber, „wenn wir die Ursachen der Aufstände beseitigen, gehen die Bauern wieder an ihre Arbeit, und das Land wird bald wieder aufblühen.“ „Und was ist die Ursache?“, fragt der Kaiser. „Den Bauern mangelt es an Vielem, großer Kaiser, und deshalb sind sie sauer.“ „Du hast Recht“, sagt der Kaiser, der im Kopf sitzt, „ich werde sofort anordnen, dass die Bauern wieder gut versorgt werden.“

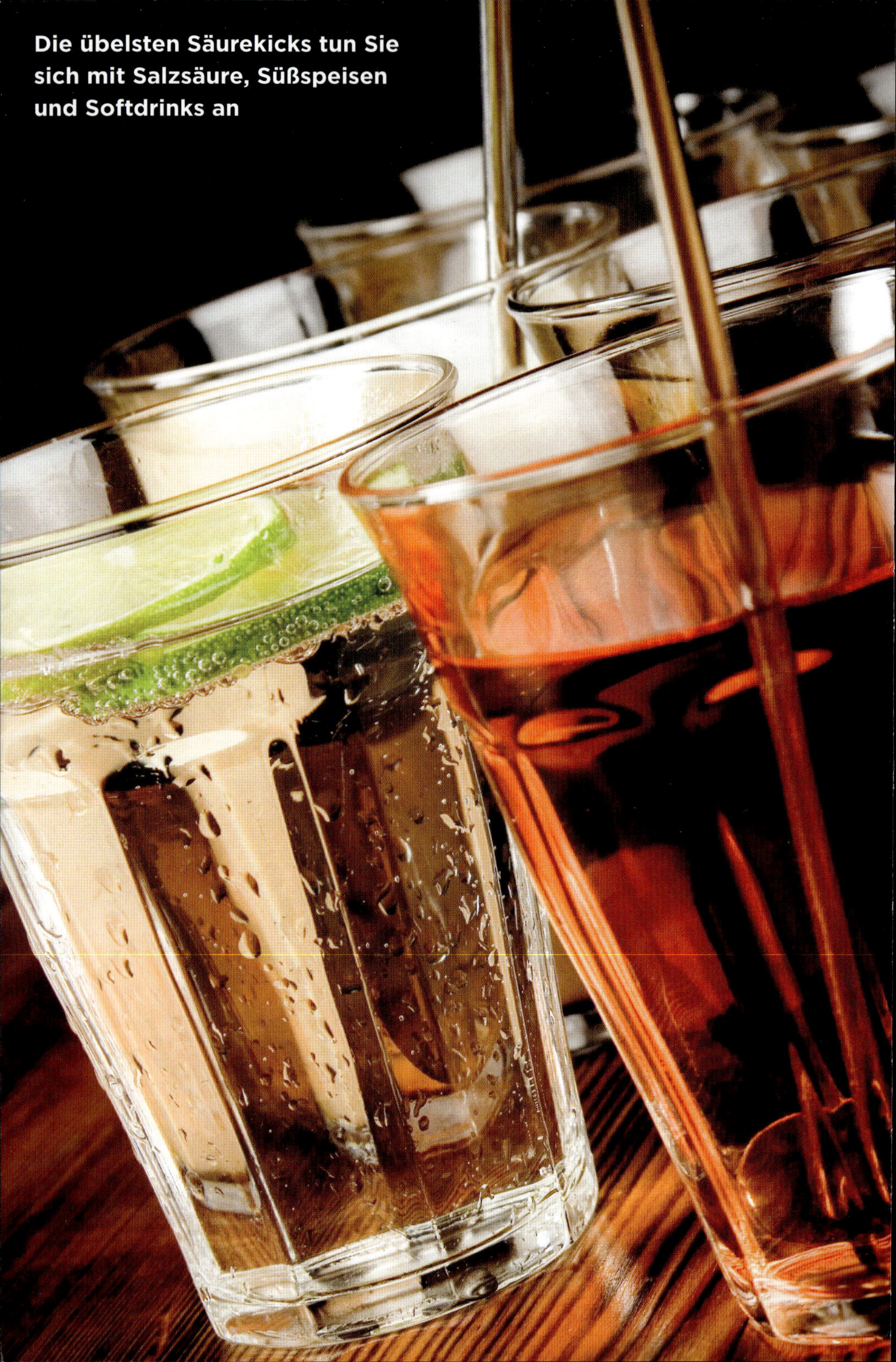

Die übelsten Säurekicks tun Sie sich mit Salzsäure, Süßspeisen und Softdrinks an

Die Moral dieser kleinen Fabel leuchtet ein: Entzündungen entstehen durch Säure. Aber was ist in diesem Zusammenhang eigentlich sauer, werden viele fragen. Welche Vergleichswerte gibt es, wo liegen die Grenzwerte? Und was ist demgegenüber basisch? Hierfür hat die Wissenschaft eine spezielle Maßeinheit ersonnen — den pH-Wert. Er spiegelt die saure bzw. basische (alkalische) Reaktion einer wässrigen Lösung wider. Der pH-Wert stellt die Wasserstoffkonzentration in einer Flüssigkeit dar, also den Konzentrationsgrad der Säure.

Gehen wir für unsere Zwecke von einem pH-Wert von 7 aus. Den nennen wir neutral, also ungefährlich für den menschlichen Organismus. Leitungswasser hat einen pH-Wert von 7. Im Körper ist er leicht erhöht, pH-Wert 7,36–7,44. Schauen wir uns das Gegenteil an: Salzsäure hat einen pH-Wert von 1. Hochaggressiv, frisst sogar Metall an. Zitronensaft kommt auf 2, ebenso das absolute Modegetränk unserer Zeit — Cola. Gefolgt von Essig mit einem Säurewert von 3. Wein wartet mit pH-Wert 4 auf, Bier mit 5, die Hautoberfläche hat einen pH-Wert von 5,5. Absolut wichtig dabei: Jeder weitere pH-Wert bedeutet die zehnfache Konzentration des vorhergehenden. So ist z. B. pH 4 ein zehn Mal stärkerer Säurewert als pH 5.

Basisch ist das Gegenteil von sauer. Speichel ist basisch. Blut ist basisch (pH-Wert um etwa 7,4), Schweiß wird basisch (wenn er lange angeregt ist), er neutralisiert sogar Seewasser. Darmsaft, sehr basisch. Absoluter Spitzenreiter ist Natronlauge, pH-Wert 14!

Leicht erkennbar ist schon jetzt, dass ein übersäuerter Körper niemals vom Himmel fällt. Es gibt kein Säure-Gen. Im Originalzustand, frisch aus der Schöpferwerkstatt, ist der Mensch säureneutral.

Das spätere Säure-Chaos ist selbst verursacht. Es hängt mit dem persönlichen Lebensstil zusammen, mit der Ernährung, also mit dem, was wir unserem Körper jeden Tag zumuten. Wer viel Wein oder Cola trinkt — oder gar beides zusammen — verursacht in seinem Körper ein saures Milieu. Gleiches gilt übrigens für tierisches Eiweiß, für das Rauchen und für Süßigkeiten. Auf weitere Faktoren gehe ich in dem Kapitel „Die Vitalstofflücke in unserer Ernährung“ näher ein.

Gesundheitsformel Nummer eins: Aufs Gleichgewicht von Säuren und Basen achten!

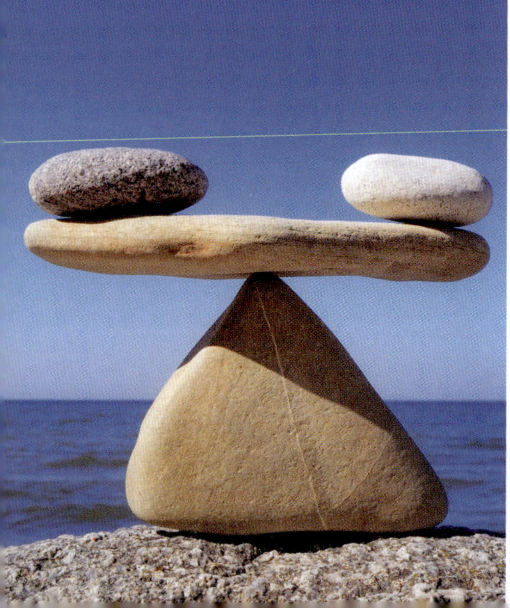

Fakt ist: Wer ein Säure-Basen-Bewusstsein entwickelt, ist auf dem besten Weg, die Gesundheitsformel Nummer eins für sich zu nutzen. Denn das Gleichgewicht von Säuren und Basen ist Grundlage für alle Lebensvorgänge des Organismus. Und es ist die entscheidende Kraft, im Krankheitsfall rasch gesund zu werden. Sozusagen in Eigenregie.

Nächster Fall aus der Praxis: Nehmen wir an, es sind Bakterien im Anmarsch. Ein gesunder Körper fängt die Eindringlinge mit einem Heer weißer Blutkörperchen ab, macht die Bakterien unschädlich, indem die weißen Blutkörperchen sie auffressen. Deshalb heißen sie auch Fresszellen, manche nennen sie sogar Killerzellen.

Ganz anders verläuft die Bakterien-Attacke, wenn der Körper übersäuert ist. Dann müssen die körpereigenen Killerzellen, bevor sie zum Tatort

Entzündung gelangen, durch die Säure durch. Darin verbergen sich die Eindringlinge wie unter einem Tarn-Nebel. Und das durchaus erfolgreich: Die weiße Eingreiftruppe mit der Lizenz zum Bakterienkillen erkennt den Feind nicht, weil der sich im übersäuerten Gewebe versteckt.

Da hilft nur eins: Den Körper mal richtig aufräumen. Die Säure rauslassen. Dann sind die krank machenden Invasoren wieder identifizierbar, können gefressen bzw. gekillt werden. Wobei Bakterien noch zu den kleineren Übeltätern gehören. Tumorzellen haben ein ganz anderes Kaliber. Das sind entartete Zellen, die jeder Mensch in seinem Körper hat. Normalerweise richten sie keinen Schaden an. Ein gesunder Organismus erkennt diese Zellen, schickt seine weiße Eingreiftruppe — erkennen, auffressen, fertig. So kann sich der Tumor gar nicht erst einnisten. Ist der Körper aber durch permanente Übersäuerung gehandicapt, haben die tumorverursachenden Zellen leichtes Spiel. Dann ist der menschliche Organismus der Attacke preisgegeben wie ein Flugzeugträger, dessen Warn- und Abwehrsysteme kollabiert sind. Folge: Die Tumor-Truppe breitet sich aus, wächst weiter heran, wird größer und größer. Am Ende ist Alarmstufe Krebs angesagt.

Krebs! Jetzt folgen Operation oder Chemotherapie. Oder beides nacheinander. Das bringt noch mehr Säure in den Körper. Und nach der Operation, nach der Therapie? Alles gut? Der lästige Krebs ist ja jetzt weg, denkt man. Ein Trugschluss. Denn die Ursache, der eigentliche Auslöser, ist nicht behoben: die Übersäuerung. Im Gegenteil, durch die Medikamente wird sie noch mehr forciert und verschlimmert sich. Hinzu kommt, dass die Chemotherapie zwar den Krebszellen den Garaus gemacht haben mag, aber tragischerweise hat auch das gesamte Immunsystem dran glauben müssen. Jetzt kann schon eine Infektion wie beispielsweise eine Lungenentzündung dem geschwächten Organismus den Tod bringen — wenn die lebenswichtigen Organe überhaupt so lange durchhalten.

Kleiner Einschub zur „Ehrenrettung" der Säure: Ganz ohne geht es natürlich nicht, auch die Säure hat ihre Aufgabe von der Natur bekommen. Deshalb ist in unserem Speichel sogar Salzsäure, wenngleich in erheblicher Verdünnung. Ein paar Tropfen Zitrone fördern zweifellos die Verdauung. Wer aber die gelben Vitamin-C-Bomben pfundweise verzehrt, begeht ein Säureattentat. Ähnlich desaströse Wirkungen lassen sich mit Wein oder Cola erzielen, aber auch mit regelmäßiger Verpflegung bei Mc Burger & Co., um nur einige Beispiele zu nennen. Säuren entstehen aber immer häufiger auch durch den Lebensstil unserer Tage. Lassen Sie mich ihn als „gesundheitsfeindlich" skizzieren: Schlafmangel, Stress, Umweltbelastungen, diverse Großsünden in den Bereichen Bewegung und Konsumverhalten.

All das muss abgepuffert werden. Kann es auch. Zu diesem Zweck haben wir im Körper Puffersysteme, die das normalerweise regeln. Aber bei einem Säure-Tsunami rund ums Jahr müssen sie passen. Dann mutiert die eigentlich lebenswichtige Säure zur Gesundheitsgefahr.

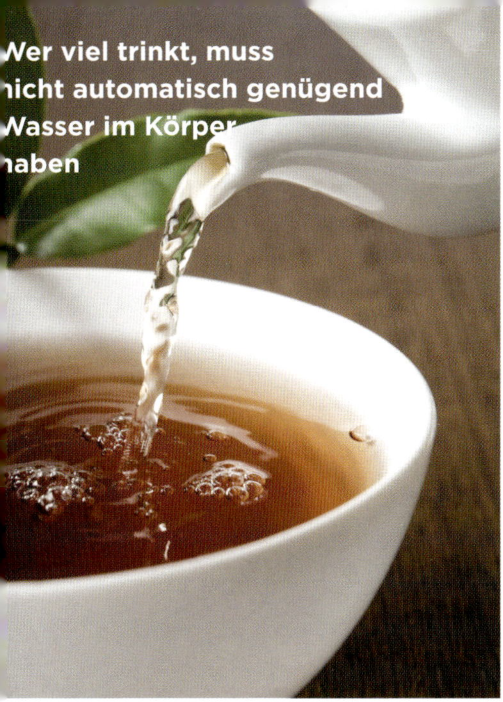

Mittlerweile, da bin ich mir ganz sicher, wird Sie längst eine Frage beschäftigen: Was kann ich denn tun gegen die Übersäuerung meines Körpers? Wie komme ich in den basischen Bereich? Die Antwort wird Sie vielleicht überraschen. Gerade weil sie so einfach ist — mit Wasser! Erinnern wir uns: Mit einem pH-Wert von 7 ist Wasser ein idealer Basenlieferant. So hat z. B. der amerikanische Arzt Dr. med. F. Batmanghelidj 3.000 Gefängnisinsassen von ihren Magengeschwüren (Ulkus ventrikuli) befreit, indem er die Versuchsteilnehmer 3 bis 5 Liter Wasser pro Tag trinken ließ. Das offene Geheimnis dahinter: Wasser verdünnt, dadurch kann die Säure ausgeschieden werden.

Toll, dann brauche ich jetzt ja nur noch 3 bis 5 Liter Wasser am Tag zu trinken und alles wird gut, denken Sie? Keineswegs. Das zeigt uns ein etwas tieferer Blick in die Materie. Schauen wir uns einmal ein Kniegelenk an. Ist das übersäuert, braucht der Körper Wasser, um die Säure zu neutralisieren. Ist im Körper zu wenig Wasser für diese Reinigungsprozedur vorhanden, trocknet das Gelenk langsam aus. Aber es gibt eine Substanz, die das verhindert. Vielleicht haben Sie schon davon gehört: Hyaluronsäure. Ist zwar auch eine Säure, wirkt aber im positiven Sinne und gehört zur Grundausstattung des menschlichen Körpers. Und sie ist ein Arbeitstier. Ein einziges Gramm Hyaluronsäure nimmt mächtig viel Wasser auf, nämlich etwa 20 Gramm, und hält es fest. In diesem Fall im Kniegelenk. Die Ärzte wenden sie folgendermaßen an: Bei einer Knieoperation (Kniepunktion) spritzen sie Hyaluronsäure in das Gelenk. Jetzt wird das Wasser wieder angezogen, das Gelenk wieder umspült und mit Schmiere versorgt. Danach geht es den Patienten deutlich besser.

Und was ist mit dem übrigen Körper? Dort fehlt weiterhin ausreichend Hyaluronsäure! Die vorhandene hat er durch die Übersäuerung eingebüßt. Sie wurde durch die böse Säure quasi hinausgedrängt. Erschwerend kommt hinzu: Andere Körperregionen gieren ebenfalls nach Hyaluronsäure. Und saugen sie aus dem Kniegelenk dorthin, wo ein Defizit besteht. Nun schmerzt das Knie wieder. Also muss eine neue Spritze her, bald darauf die nächste und so weiter. Das Problem der Übersäuerung bleibt jedoch unverändert. Unternehme ich aber etwas, um die Übersäuerung dauerhaft loszuwerden, bleibt die Hyaluronsäure dort, wo sie hingehört.

Kleiner Soforttest gefällig, wie es mit Ihrem Wasserhaushalt bestellt ist? Dann nehmen Sie einmal die Haut ihres Handrückens und bilden mit Daumen und Zeigefinger der anderen Hand eine Hautfalte. Bildet sich die Hautfalte nach dem Loslassen rasch wieder zurück, ist es gut bestellt um Ihren Wasserhaushalt. Bleibt die Falte eine Weile stehen, bildet sich erst langsam zurück, dann haben Sie einen Wassermangel.

„Aber ich trinke doch vier, fünf Liter am Tag, ich kriege unmöglich noch mehr rein“, höre ich dann öfter (oder auch „Es läuft einfach so durch.“). Das mag sein. Aber wie lange bleibt das Wasser im Körper? Logisch, es wird relativ schnell über die Blase wieder ausgeschieden. Und dabei nimmt es auch gleich eine Reihe von Mineralien und Vitalstoffen mit, die der Körper eigentlich noch verwenden wollte.

Bildhaft dargestellt sieht das so aus: Stellen Sie sich eine Flasche ohne Boden vor. Nun wird oben Wasser eingefüllt. Das kommt prompt unten wieder raus, ohne dass ein Tropfen hängen bleibt. Kleide ich aber diese Flasche innen bis auf einen kleinen Kanal mit Papier aus, mit Watte oder mit Stoff, und gieße dann Wasser hinein, sieht das schon ganz anders aus. Natürlich tropft das meiste unten raus. Aber durch meine Polsterung bleibt in der Flasche einiges hängen — es wird gespeichert.

Viel trinken am Tag bedeutet also nicht zwangsläufig, genügend Wasser gespeichert zu haben. Das meiste landet ja, weil man bei einer täglichen Menge von 4 bis 5 Litern öfter „laufen muss", in der Toilette. Denn den meisten von uns fehlt ausreichend „Wasserfesthaltestoff" im Körper. Hyaluronsäure ist dieser Festhaltestoff. Der aber (Sie wissen es bereits) wurde verdrängt durch die Übersäuerung des Körpers.

Durchblutungsdilemma — bei andauernder Übersäuerung streikt das Adersystem

Hyaluronsäure ist also eine Maßnahme, der Übersäuerung Paroli zu bieten. Und noch etwas können wir unternehmen — für eine bessere Durchblutung sorgen! Hier kommen die Adern ins Spiel, der Mediziner nennt sie Blutgefäße. Ganz unmedizinisch ausgedrückt sind das die röhrenförmigen Strukturen, in denen das Blut transportiert wird und die in ihrer Gesamtheit (zusammen mit dem „Motor" Herz) den Blutkreislauf bilden.

Der ärgste Feind der Blutgefäße, Sie ahnen es bereits, ist

die Säure. Blutgefäße haben eine natürliche Abneigung dagegen. Zwar verweigern sie den Säuretransport nicht komplett, aber sie können ihn einschränken. Bei gelegentlichen Säuretransporten vorübergehend, indem sie sich etwas zusammenziehen und später wieder weiten. Wird die Säurezufuhr zum Dauerzustand, treten sie in den Streik. Sie bleiben dauerhaft verengt, transportieren weniger Blut.

Infolgedessen kommt es irgendwann zu einem Versorgungsproblem mit dem roten Lebenselixier. Denn bei den Adressaten unserer „Blutpipelines", den einzelnen Organen, kommt zu wenig davon an. Hält dieser Zustand über Wochen, Monate und Jahre an (Mangelversorgung!), entstehen Organschäden. Hinsichtlich der Bauchspeicheldrüse wäre das zum Beispiel eine Zuckerkrankheit (Diabetes mellitus). Betrifft die mangelnde Durchblutung das Gehirn, kann es im Extremfall zu Alzheimer führen oder mit einem Schlaganfall enden.

Ähnliches passiert in der Lunge. Allerdings mit einem fatalen Doppeleffekt: Nicht nur das Adernsystem „macht zu", auch die Bronchien (sie transportieren die Atemluft zu den Lungenbläschen) arbeiten nur noch eingeschränkt. In der Folge kann die Lunge nur noch unzureichend Sauerstoff tanken. Aber genau dieser Sauerstoff fehlt dem Organ, das schlecht durchblutet wird. Im Extremfall müssen solche Patienten mit Sauerstoffsonden versorgt werden, damit die Zellen überhaupt Sauerstoff bekommen. Womit aber das Kernproblem, die Ursache, dem Körper weiterhin zu schaffen macht.

Auch wenn ich mich wiederhole: Wir müssen die Ursache finden und beseitigen, statt nur Symptome zu kaschieren. Steigern wir unsere Durchblutung! Entsäuern wir den Organismus! Ermöglichen wir den körpereigenen Killerzellen, wieder zu erkennen, wo die richtigen Feinde stecken — die Tumorzellen, die Bakterien, die Viren. Sicher, das geht keinesfalls auf Knopfdruck, das geht nicht nur allein mit Arginin und Hyaluronsäure. Einiges müssen Sie schon selbst beisteuern, z. B. Geduld, Ausdauer, unter Umständen einen anderen Lebensstil. Dann sind — zusammen mit ein paar flankierenden Maßnahmen — die Weichen gestellt in Richtung nachhaltiger Gesundheit.

Auf die flankierenden Maßnahmen gehe ich in einem der folgenden Kapitel ein. Eines greife ich vorab heraus — die Entgiftung. Hört sich an wie eine Erfindung moderner Ernährungswissenschaftler, wurde aber schon vor 100 bis 150 Jahren regelmäßig gemacht. Das kam damals allerdings entschieden martialischer daher — nämlich als Aderlass. Aus Gesundheitsgründen wurde die Armvene aufgeschnitten, um das Blut aus dem Körper laufen zu lassen. Sozusagen eine blutige Entgiftungsaktion. Menstruierende Frauen erleben diesen Aderlass einmal im Monat, sie entgiften.

Mancher Mann mag sich schon gefragt haben, warum Frauen im Durchschnitt fünf Jahre älter werden. Ich will es Ihnen verraten: Durch das Entgiften! Erst in der Menopause, wenn die Regelblutung aufhört, beginnt auch bei der Frau die Vergiftung. Dann fangen alle Wehwehchen an, unter denen manche Männer schon vorher zu leiden haben.

**Entgiften heißt,
sich aus dem Würgegriff
der Säure zu befreien**

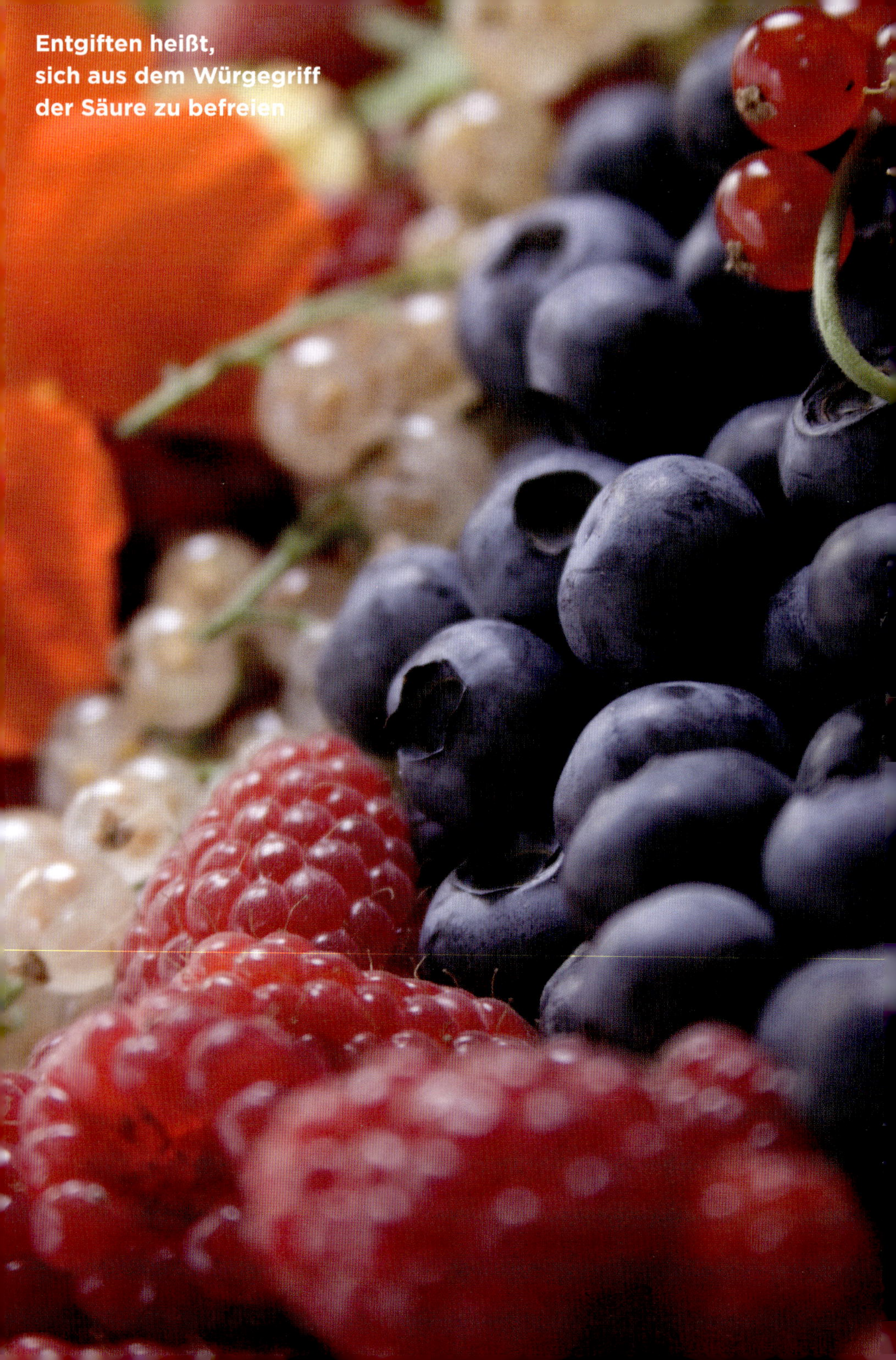

Nun will ich nicht für die Wiedereinführung des Aderlasses plädieren. Es gibt mittlerweile bessere Methoden der Entgiftung. Die einfachste und natürlichste ist Bewegung. Am besten, bis der Schweiß fließt. 10 Minuten zwei Mal die Woche, das schwemmt Giftstoffe aus dem Körper. Eine bewährte Aufräumaktion. Es muss ja nicht gleich ein Marathonlauf sein. Besser als 42 Kilometer am Stück ist vierzig Mal ein Kilometer, denn Bewegung soll ja aktivieren, nicht aber erschöpfen. Aber sie sollte regelmäßig passieren. Auch der regelmäßige Gang in die Sauna ist eine prima Entgiftungsmaßnahme. Und er trainiert das Immunsystem. Hinterher fühlt man sich entspannt, erleichtert und innerlich gereinigt. Ein schönes Gefühl!

Diese Körper-Reinigungsaktionen lassen sich durch bewährte Maßnahmen unterstützen:

- Trinken Sie täglich 2 bis 2,5 Liter Wasser. Das unterstützt den Körper in seiner Ausscheidungsfunktion. Empfehlenswert sind auch Früchtetees und Kräutertees (z. B. sind Brennnesseltee oder Grüntee ideale Basenlieferanten). Kaffee, Schwarztee, Bier und Softdrinks hingegen sollten so wenig wie möglich auftauchen und zählen in der Flüssigkeitsbilanz nicht.

- Schlafen Sie ausreichend lange. Das gibt der Niere Gelegenheit, auf Hochtouren zu arbeiten und Säuren auszuscheiden.

- Nehmen Sie als Zwischenmahlzeiten vorwiegend Obst. Es füllt den Basenhaushalt auf. Übrigens: Gutes Einspeicheln (Kauen) der Nahrung macht sie basischer und damit besser verdaulich.

- Essen Sie Rohkost (auch Obst) stets vor der gekochten Nahrung. Rohkost enthält Enzyme, die bei der Verdauung helfen.

- Späte Mahlzeiten sind ungesund und verschlechtern den Schlaf, weil abends und nachts die Produktion der Magensäure und Galle erheblich sinkt. Essen Sie abends nur noch leichte Mahlzeiten, die Leber schaltet ab etwa 3 Uhr auf Kohlenhydratstoffwechsel um.

- Bewegen Sie sich so viel und so oft wie möglich an der frischen Luft. Das durchblutet die Organe und regt die Ausscheidungsfunktionen an.

- Eine gute Atemtechnik fördert die Kohlendioxidausscheidung durch die Lunge und entlastet dadurch den Körper von Säuren. Wenn Sie zu den „Flachatmern" gehören, die vorwiegend über den Brustkorb Luft holen — atmen Sie möglichst ganz bewusst über den Bauch.

- Reinigen Sie jeden Abend Ihre Gedanken

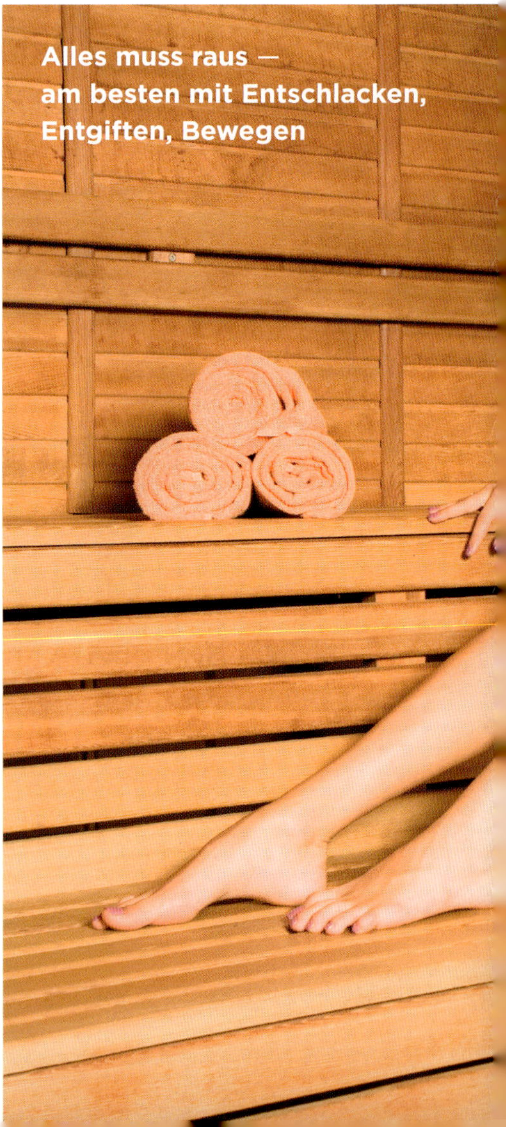

Entgiften, oder nennen Sie es Entschlacken, kann man auch mit Algen. Besser als die Arten, die wir aus dem Meer kennen, sind Süßwasseralgen. Beispielsweise Chlorella oder Spirulina. Die gibt es in Tablettenform und als Pulver. Algen in Rohform sind übrigens in asiatischen Ländern wie z. B. Japan seit vielen Jahrhunderten ein Gesundheitshit, sie gehören dort mit zu den Grundnahrungsmitteln.

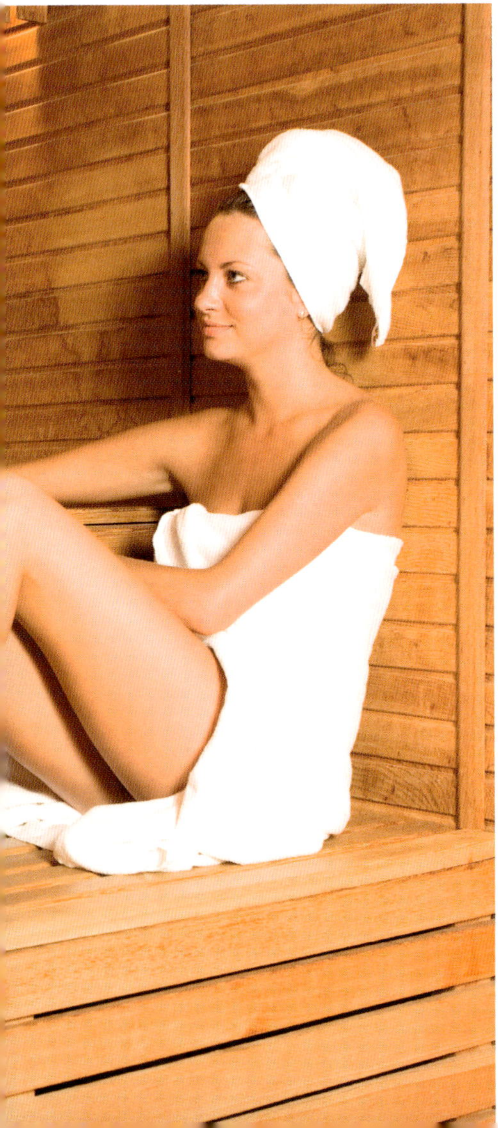

Soweit einige bewährte Maßnahmen, die den Körper aus dem Würgegriff der Säure befreien. Bisher war immer die Rede von Rausschmeißen, Loswerden und Säubern. In umgekehrter Richtung muss aber auch etwas unternommen werden. Um richtig in Schwung zu kommen, braucht der Organismus Nachschub an lebenswichtigen Treibstoffen. Damit er gesund wird und vital bleibt. Das heißt lebendig. Hierfür hält die Natur einiges in ihrer Schatztruhe bereit. Wenden wir uns also den Vitalstoffen zu. Diese Vitamine, Mineralien und Spurenelemente sind ungeheuer wichtig für einen reibungslosen Stoffwechsel, und um alle Körperfunktionen in Gang zu halten.

Vitamine. Sie kommen vornehmlich in Nahrungsmitteln vor, die viel Sonne tanken. Obst und Südfrüchte tun das ausgiebig. Mächtig Mineralien hingegen stecken meist in dem, was in oder auf der Erde wächst — wie Salat und Gemüse. So hat es die Natur eingerichtet. Doch im Zuge der landwirtschaftlichen Industrialisierung mit ihren exzessiven Anbaumethoden und chemischer Turbodüngung geht vieles davon verloren. Nimmt man z. B. heute einen Apfel, enthält der erheblich weniger Vitalstoffe als zu Großvaters Zeiten. Das haben entsprechende Analysen ergeben. Also müssen wir, um auf die gleiche Ausbeute an Vitalstoffen zu kommen, viel größere Mengen zu uns nehmen. Mit Erzeugnissen aus dem Supermarkt ist das nicht zu schaffen. Folglich müssen wir für eine Ergänzung unserer Nahrung sorgen, Produkte zu uns nehmen, in denen noch genügend natürliche Power enthalten ist. Andernfalls drohen Vitalstoffdefizite und damit Mangelerkrankungen.

Ein Beispiel für eine solche Powerfrucht ist die Açai-Beere aus den Regenwäldern Südamerikas. Dort sind noch die Vitalstoffstoffe drin, mit denen der Körper seinen Bedarf an natürlichen Antriebsmitteln decken kann. Auch den Gojibeeren sagt man diese Kräfte nach. Aber egal wofür Sie sich entscheiden, es sollte aus biologischem Anbau stammen. Ansonsten essen Sie mehr oder weniger Attrappen, und die sind noch gedopt mit verschiedenen unguten Zutaten. Absolut ungünstig für das Gleichgewicht von Säuren und Basen.

Sorgen wir aber für ein hinreichendes Depot an naturbelassenen Vitalstoffträgern, stellen sich bald erfreuliche Effekte ein: Die Schmerzen verschwinden, plötzlich ist man wieder körperlich fitter, wird heller im Kopf, fühlt sich wacher. Das Müdigkeitssyndrom verschwindet. Alles Erscheinungen, die auf einen Nährstoffmangel zurückzuführen sind.

Dazu gehört, ein weiteres Beispiel aus der Praxis, auch ein geschwollenes Großzehengrundgelenk bei der Gicht. Das taucht überwiegend nachts auf. Macht schlimme Schmerzen, raubt den Schlaf. Weil Harnsäure ohne Ende drin ist. Die führt zur Zerstörung von Gelenken. Was in diesem Fall auf eine Durchblutungsstörung des Fußbereiches zurückzuführen ist. Bald gibt es in den Blutgefäßen eine dauerhafte Verhärtung — die Arteriosklerose hat den Patienten im Griff. Bedeutet nichts anderes als Gefäßverkalkung und ist eine der am weitesten verbreiteten Zivilisationskrankheiten. 55 bis 60 Prozent der Menschen in den Industrienationen sterben daran. Eigentlich müsste das „Arteriosklerosetod“ heißen. Wir nennen es aber Herzinfarkt oder Schlaganfall.

Eine sanfte Gefäßerweiterung mit Arginin kann Bypass, Stents und Operation vermeiden

Soll das verhindert werden, muss, solange es noch Zeit ist, diese Verkalkung beseitigt werden. Die Gefäße müssen wieder elastisch gemacht, Ablagerungen entfernt werden. Alternative: Das Einfügen stabilisierender Schlauchkonstruktionen, Stents genannt, per operativem Eingriff. Oder es wird eine Umleitung gelegt, man spricht von einem Bypass. Dann würde es dem Patienten wieder besser gehen.

Theoretisch. Denn Professor Dr. med. Böger sagt: „Wir haben nicht nur am Herzen solche kleinen Gefäße, sondern unser ganzer Körper ist voll damit.“ Bis hin zu hauchdünnen Kapillargefäßen sind diese Gefäße verästelt. Dort solche Mikroschläuche einzusetzen, z. B. in bestimmten

Gehirnregionen — unmöglich, solche winzigen Stents gibt es auch gar nicht.

Wir kommen keinesfalls darum herum. Wir müssen dafür sorgen, dass der Körper besser durchblutet wird, um die Organe wieder anzuregen. Das ist machbar. Und zwar ganz unkompliziert. Die betreffende Muskelschicht, bisher aufgrund der Übersäuerung zusammengekrampft, kann wieder gelockert werden — durch Stickstoffmonoxid. Hört sich gefährlich an, hat aber mit Ersticken nicht das Geringste zu tun. Im Gegenteil, dieses Molekül ist gut für die Blutversorgung von Organen. Weniger gut: Zumindest die Menschen in den sogenannten Industrieländern haben zu wenig davon. Aber die körpereigene Produktion von Stickstoff (NO) lässt sich forcieren. Durch Arginin, das ist eine Aminosäure im Körper. Und die schiebt die Produktion von NO an. Ergebnis: Schon nach etwa 4 bis 5 Tagen ergibt sich eine Gefäßerweiterung, in deren Folge der Bluthochdruck sinken könnte. Hierzu mehr im folgenden Kapitel.

Zunächst bleiben wir beim Bluthochdruck. Eine Geißel unserer Zeit. Er entsteht durch ganz verschiedene Ursachen. Eine davon möchte ich Ihnen erklären. Sicher kennen Sie Menschen, die beim Essen stets Salz dazustreuen. Frage: Warum haben diese Menschen wohl immer Appetit auf Salz? Antwort: Der Körper signalisiert Ihnen einen Mangelzustand. „Ich brauche Salz!“ Aber es gibt viele Salze: Magnesiumsalz, Calciumsalz, Natriumsalz und noch einige andere. Welches genau der Körper benötigt, dazu fehlen ihm die Ausdrucksmöglichkeiten. Vielleicht fehlt ihm auch Magnesium oder Calcium. Wir aber streuen immer nur Natriumchlorid ins Essen — unser Speisesalz. Danach gibt der Körper erstmal Ruhe für die nächsten 4 Stunden.

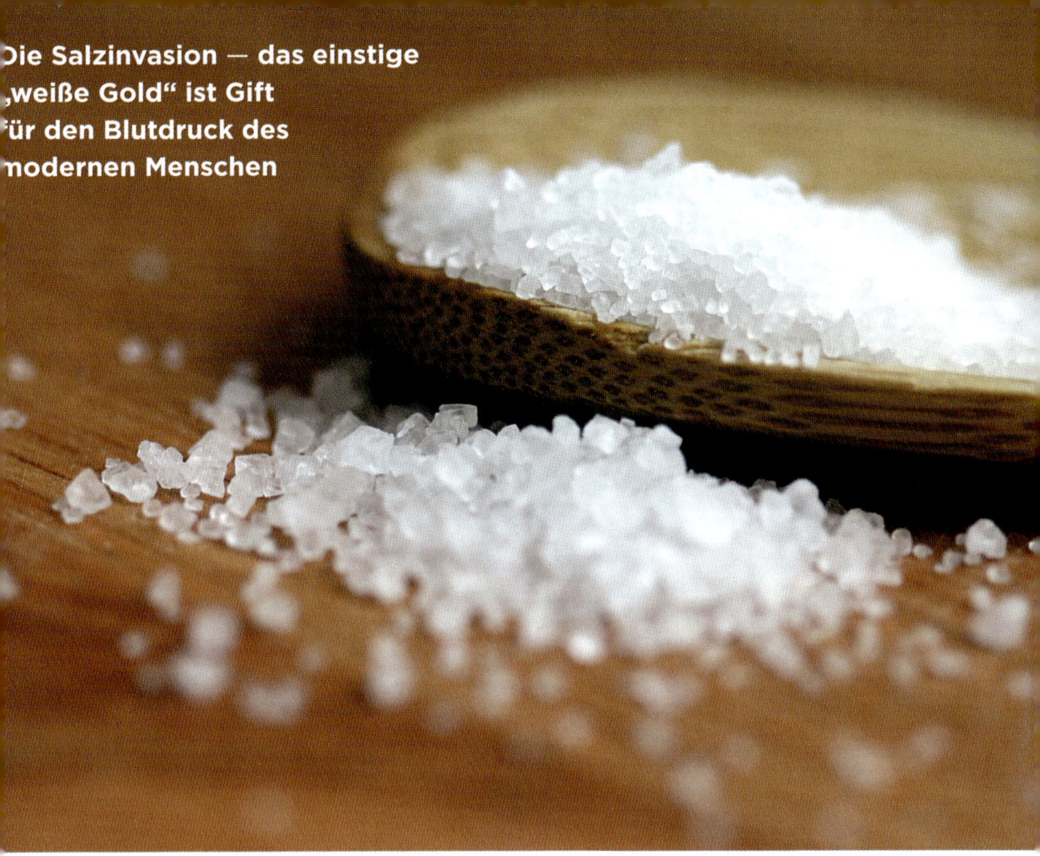

Aber was passiert? An der nächsten Pommesbude gibt es schon wieder Nachschub. Gesalzene Pommes, weil das den Appetit auf Salz so schön befriedigt. Abends dann Chips oder Salzstangen. Aber der permanente hohe Salzkonsum führt in ein Jammertal. Salz zieht nämlich Wasser an. Das führt zu einem erhöhten Blutvolumen, weil es regelrecht angedickt und damit zähflüssiger wurde. Ein erhöhtes Blutvolumen wiederum führt zu einem erhöhten Blutdruck.

Meist hat ein Patient, der Salz nicht widerstehen kann, einen erhöhten Blutdruck. Dann geht er zu seinem Arzt: „Herr Doktor, ich habe einen hohen Blutdruck, habe ich selber zu Hause gemessen. Was kann ich denn dagegen machen?“

Wie er sich denn ernähre, will der Arzt wissen und erfährt, dass sein Patient reichlich Salz zu sich nimmt. Er bekommt die Empfehlung, seinen Salzkonsum zu drosseln. Eine Woche hält der Patient durch. Aber er zählt jeden Tag, hat immer Schmacht auf Salz. Er leidet. Ständig lockt der Salzstreuer, jeden Tag fährt er an der Pommesbude vorbei, verzehrt sich nach der gewohnten Salzdröhnung auf den Fritten. Bald hält er es nicht mehr aus. Er will sein Salz haben. Am siebten Tag ist es dann soweit. Er landet an der Pommesbude, schlingt die gesalzene Versuchung mit Heißhunger hinein, wahrscheinlich gleich die XXL-Portion, und gut in Öl gebadet.

Eine Woche später ist er wieder bei seinem Arzt. Wie es ihm denn gehe, fragt der. „Na ja, nicht besonders. Ich habe nicht durchgehalten, mein Blutdruck ist wieder gestiegen." Der Arzt verschreibt ihm ein blutdrucksenkendes Medikament: „Jetzt versuchen wir es einmal mit einem Betablocker."

Bald darauf freuen sich Arzt und Patient über einen gesunkenen Blutdruck. Aber durch den Betablocker wurde nur die Kraft des Herzens reduziert. Jetzt drückt die Pumpe weniger stark. Die Herzkraft war aber gar nicht das Problem, das Blutvolumen war es, verursacht durch den Salzkonsum. Erlauben Sie mir, das Ganze einmal an einem Beispiel zu verbildlichen, wenngleich im Großformat: Der Feuerwehr ist aus irgendwelchen Gründen Salatöl in den Löschwassertank geraten. Weil das zähflüssiger ist als Wasser, muss die Pumpe, um es durch den Schlauch zu pressen, erheblich mehr leisten. Irgendwann läuft sie heiß, droht auszufallen. Nun lässt der Löschmeister die Umdrehungszahl herunterfahren, bald läuft die Pumpe wieder mit normaler Betriebstemperatur.

Aber das Salatöl, das spritzt jetzt höchstens noch bis zum Küchenfenster statt hinauf zum eigentlichen Brandherd im Dachstuhl. Diagnose des Brandmeisters: Zu wenig Druck auf dem Schlauch, die Löschaktion scheitert durch den reduzierenden Eingriff an der Pumpleistung.

Zurück zu dem, was der Betablocker im Herzen des Patienten bewirkt: Die Organe werden unzureichend durchblutet. Weil der Blutdrucksenker die Herzleistung zu sehr drosselt, wird das Blut nicht in alle Körperbereiche gepumpt. Weniger Blut in den Organen bedeutet aber gleichzeitig eine Mangelversorgung mit lebenswichtigen Vitalstoffen – bei diesem Patienten werden in fünf oder zehn Jahren unausweichlich neue Krankheiten entstanden sein.

In früheren Zeiten war Salz Mangelware, ein Privileg reicher Leute. Heutzutage nehmen wir acht Mal mehr Salz zu uns, als unser Körper braucht, warnt der Weltkrebsforschungsfonds Deutschland. Gibt es einen Ausweg aus der Salzfalle? Ja. Mit einer natürlichen Alternative zum fatalen Salzstreuer-Syndrom. Mit einer Salzart, die alle benötigten Mineralien wie Calcium, Magnesium etc. enthält. Daraus könnte sich der Körper je nach aktuellem Bedarf bedienen. Also das Gewohnheitstier absatteln und für immer in die ewigen Jagdgründe verbannen. Weg mit der weißen Versuchung. Das Natriumchlorid im Salzstreuer hat ausgedient. Feinsalz, Steinsalz, Meersalz, Kräutersalz — die enthalten alle notwendigen Salze. Damit kann der Körper sein Lager auftanken. Und bald signalisiert das Gehirn dem Appetitzentrum: Du brauchst keinen Appetit mehr auf Salz zu erzeugen. Es ist genügend da.

Auch wenn es ungewöhnlich klingen mag — diese Salze

sind auch in bestimmten Naturpflanzen enthalten. Womit wir wieder bei der Açai-Beere und ihren Verwandten angelangt sind. Die holen sich genau diese Nährstoffe aus hochwertigem Boden, bei der Açai-Beere ist es der Urwald im Amazonasgebiet. Dann sind wir aufgetankt mit wertvollen Vitalstoffen, und prompt geht der Drang nach Salz zurück. Nehme ich jetzt Arginin hinzu, den Blutgefäßerweiterer Nummer eins, erledige ich zwei Plagefaktoren mit einer Klappe. Zum einen ist der Mangel an Spurenelementen und Mineralstoffen verschwunden. Zum anderen gewährleistet unser Adernsystem wieder eine bessere Durchblutung bis hinein in die feinsten Verästelungen, versorgt die Körperstruktur so, wie es sein muss.

Der Negativ-Nenner: Alle braun-gelben Nahrungsmittel und Getränke machen uns sauer

Ich muss ein weiteres Mal sauer werden, zumindest vom Thema her. Aber dafür bringe ich eine Farbe ins Spiel — braun-gelb. Es ist gewissermaßen eine Warnfarbe. Denn nahezu alles, was braun-gelb ist in unserer Nahrung, macht uns sauer: Kaffee, Zwieback, Brötchen, Gebäck, Süßigkeiten. Ab und zu mal, okay, halb so schlimm. Problematisch wird's, wenn man das jeden Tag macht, Woche für Woche, Jahr für Jahr. Manche seit Jahrzehnten. Aus lauter Gewohnheit. Irgendwann wehrt sich der Körper gegen die ewige Monokost, reagiert sauer. Das ist eine Entzündungsreaktion. Die ist immer sauer.

Und sie bringt Schmerzen. Kopfschmerzen, Migräne oder andere unschöne Folgeerscheinungen, welche die Verengungen der Blutgefäße im Kopf nun einmal mit sich bringen. Gefäßveränderungen im Gehirn — dagegen helfen keine Tabletten und kein Pulver, auch wenn uns das die Werbung mit noch so schönen Bildern einreden will. Und wenn, dann höchstens vorübergehend. Aber die Ursache ist immer noch da. Wieder einmal. Das Einzige, was hilft, ist eine Entsäuerung. Verhilft man dem Körper wieder zu einem ausgeglichenen Säure-Basis-Verhältnis, verschwinden diese Schmerzen. Nicht, weil sie jetzt woanders sind, sondern weil die Ursache beseitigt wurde. Bei diesem Beispiel kam sie im braun-gelben Gewand daher.

Andere Ursachen präsentieren sich in unschuldigem Weiß. Salz, Milch, weißes Mehl, weißer Zucker. Gerade Süßwaren sind ganz fürchterliche Säurebringer. Denn Zucker wird in Milchsäure (Laktat) umgewandelt und landet im Bindegewebe zwischen den Muskelzellen, den Gehirnzellen und anderen Körperzellen. Die überschüssige Milchsäure quält uns dann als Muskelkater.

Ganz schlimm wird es, wenn die Säureattacken in Kombination auftauchen. Es ist ja nicht nur die falsche Ernährung oder der Konsum von Alkohol und Nikotin. Hinzu kommen schlechte Essgewohnheiten — zu hastig, zu viel, zu spät am Abend. Und eine ganze Reihe anderer Faktoren wie z. B. beruflicher Stress, psychische Belastungen, Schlafmangel, Angst, Trauer oder Bewegungsmangel. In der Summe eine Säureflut ohne Ende. Das alles auszuscheiden, ist zu viel für den Körper. Nieren, Leber, Darm und Haut sind damit überfordert. Zwar scheiden sie den Großteil aus, aber der Rest der Säure wird sozusagen in den Fettzellen eingelagert. Nun sind in den Fettzellen jede Menge Fettsäuren. Für Übergewichtige eigentlich ganz praktisch, möchte man meinen. Weil dadurch viel Platz für die Säure entsteht. Nun wissen wir aber, dass durch Säure der Blutdruck steigt. Also verschreibt der

Arzt ein blutdrucksenkendes Medikament. Worunter, Sie wissen das inzwischen, die Versorgung von Organen leidet, weil sie nur unzureichend durchblutet werden.

Logischerweise will der übergewichtige Patient nicht ständig auf Medikamente angewiesen sein. Also setzt er seine Hoffnung auf den Ratschlag des Arztes und beginnt mit einer Abspeck-Kur. Anfangs klappt das ganz toll, er isst weniger, verliert einige Kilos. Aber bald geht es ihm hundeelend, er bekommt Kopfschmerzen.

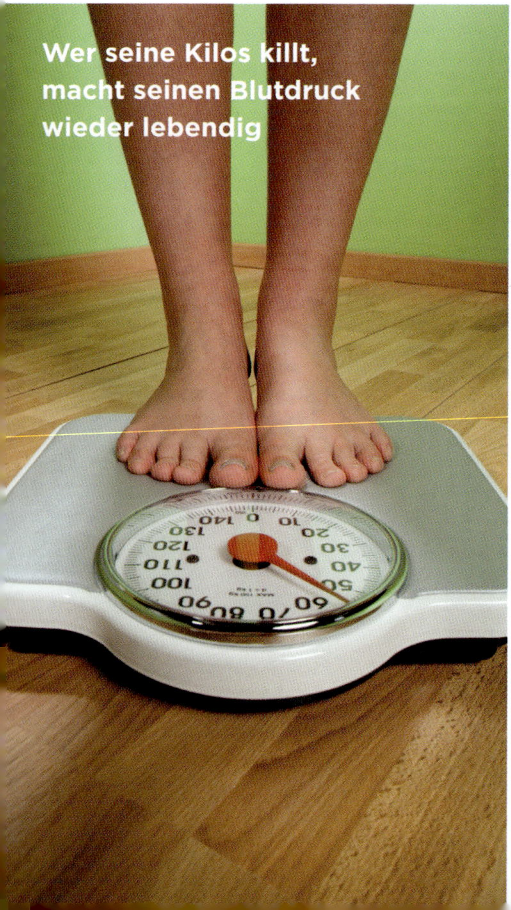

Der Körper forciert nämlich plötzlich den Stoffwechsel. Er verbrennt mehr Fett, löst Fettdepots auf, mitsamt der Säure und Schlacke. Die gelangt ins Blut und verengt die Blutgefäße. Genau diese Verengung verursacht die Kopfschmerzen. Durchblutungsstörungen im Oberstübchen – auf Dauer verschlimmern sie sich bis hin zu Migräneattacken.

Also wieder was essen, folgert der Patient, das Abnehmen bekommt mir nicht. Prompt folgt der Griff zu Zuckerhaltigem. Schnell verwertbare Kohlenhydrate, im Heißhunger heruntergeschlungen. Jetzt überflutet die nächste Säurewelle den Kreislauf. Endeffekt: Die Fettdepots schwellen wieder an, lagern wieder Säure ein.

Das Problem Kopfschmerz entsteht also durch die Säurefreisetzung aus den Fettdepots. Der sogenannte Kater nach durchzechter Nacht entwickelt sich ähnlich: Säureattacke durch Alkohol, Verengung der Blutgefäße, Unterversorgung des Gehirns, Kopfschmerzen.
Hinzu kommt Übelkeit, weil der Magen gegen die Säureflut rebelliert, kein Wunder bei einem pH-Wert um 2 oder 3 herum.

Fettzellen sind in ihrem Inneren stets unterversorgt mit Sauerstoff. Daher sterben sie regelmäßig ab und die „Zell-Leichen" werden von unserem Immunsystem — den Killerzellen und insbesondere den Fresszellen, den Makrophagen — beseitigt. So spielt sich in dem Fettgewebe eine permanente Aufräum-Entzündung ab. Und die macht ... richtig erraten! ... sauer.

Zurück zum Abnehmen: Nimmt jemand 10 bis 20 Kilo ab, muss er leiden, weil die Säure aus den Fettzellen gelöst wird. Vielen geht es dann so hundeelend, dass sie die Abnehm-Aktion beenden. War's das jetzt mit dem Traum von den gekillten Kilos? Keinesfalls. Wenn die wahre Ursache berücksichtigt wird. Entsäuern ist angesagt. Dann purzeln quasi automatisch 4 bis 5 Kilo.

Wenn man resigniert, wird Fett wieder zu Säure, und das macht auf Dauer krank. Denn auf der Suche nach Basen greift der Körper zu einer Art Raubbau. Er holt sich die benötigten Basen. Zum Beispiel aus Bindegewebe, Knochen, Zähnen und Zellen. Dort stecken basische Bausteine wie Calcium, Magnesium, Natrium, Kalium. Wird beispielsweise zur Abpufferung eines neuen Säureangriffs Calcium gebraucht, holt es sich der Körper von anderer Stelle, auch aus den Knochen.

Knochen mit Calcium-Mangel.

Schon sind wir bei einer weiteren Zivilisationskrankheit mit hohem Wachstumspotenzial – der Osteoporose. Früher galt sie als typische Krankheit alter Leute, heute haben schon Jugendliche spröde Knochen. Auch wegen „moderner" Ernährungsmethoden. Bezüglich der Gegenmaßnahmen entsteht meist eine weitere Fehlinterpretation von Ursache und Wirkung. „Du musst viel Milch trinken", heißt es, wenn bei jemandem Osteoporose festgestellt wird. Wer viel Milch trinkt, tankt Calcium auf, suggeriert die Werbung. Ich sage: Fehlanzeige! Milch reagiert im Körper sauer. Klar ist in der Milch auch viel Calcium. Aber auch Phosphate. Und die binden körpereigenes Calcium, reißen es mit sich, wenn sie ausgeschieden werden.

In den Kampagnen der Milchwirtschaft hört sich das ganz anders an. Zwar werden keine falschen Aussagen gemacht. Aber zwischen den Zeilen und bunten Bildern sickert immer wieder die Kernbotschaft durch, Kuhmilch sei gesund. Calcium sei drin, Magnesium und Vitamin D, und es wird mit kernigen Worten beschrieben, welch positive Wirkungen diese Nährstoffe haben. Für die meisten Verbraucher hört sich das natürlich sehr positiv an. Was den meisten unbekannt ist: Die Gesamtbilanz von Milch sieht völlig anders aus. Kuhmilch z. B. enthält zwar hohe Mengen an Calcium, davon aufnehmen kann der menschliche Körper allerdings nur etwa 25 bis 30 Prozent. Und weil das in der Milch enthaltene Casein (Milchprotein) zudem noch weitere Mengen an Calcium aus den Knochen zieht, ist die Calciumbilanz von Milch alles andere als günstig.

Weniger bekannt auch: In einigen Ländern sind Werbeaussagen, welche behaupten, dass Milch gesundheitsfördernde oder krankheitsvorbeugende Eigenschaften besitzt, entweder verboten, oder stehen unter permanenter Kritik.

Gesunde Milch? Ein Irrglaube. Gerade die Milch führt zu Osteoporose. So kam z. B eine Studie der Harvard School of Public Health zu dem Ergebnis, dass ein erhöhter Milchkonsum zu einem erhöhten Osteoporoserisiko führen könnte. Tatsache auch, dass die Zahl der Osteoporoseerkrankungen in den Ländern am geringsten ist, in denen keine bzw. kaum Kuhmilch konsumiert wird.

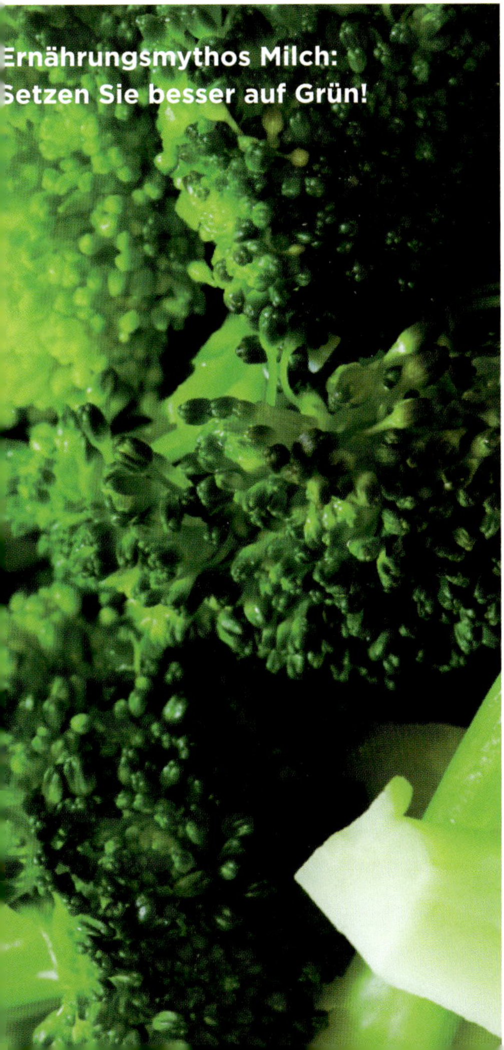

Und noch etwas sollte nachdenklich machen: Kuhmilch ist Hauptallergieauslöser bei Kindern. Ein Kleinkind braucht Milch, ja. Aber gesunde Muttermilch, und das nur etwa 18 Monate lang. Danach reduzieren sich die milchspaltenden Enzyme im Darm. Erwachsene bräuchten eigentlich gar keine Milch. In manchen Regionen der Welt wird überhaupt keine Milch getrunken. Seltsamerweise gerade dort, wo Zivilisationskrankheiten unbekannt sind. Aber wir trinken weiter enorme Mengen davon, essen kiloweise Milchprodukte. Der Mythos Milch, er führt zum Gegenteil dessen, was sich die Menschen versprechen. Er befeuert die

Übersäuerung des Körpers.

Hintergründe und Details beleuchten Dr. med. Max Otto Bruker und Dr. phil. Mathias Jung in ihrem Buch „Der Murks mit der Milch“. Im Untertitel des Buches wird skizziert, worum es geht: „Gesundheitsgefährdung durch Milch. Genmanipulation und Turbokuh. Vom Lebensmittel zum Industrieprodukt.“

Das weiße „Lebensmittel“ Milch setzt man für sich besser auf die rote Liste. Ein Säurerisiko auf dem Einkaufszettel! Wer sich wirklich gesund und ausgewogen ernähren will, steigt daher besser auf Soja-, Reis- oder Hafermilch um. Falls jemand fragt, wie solche „Pflanzenmilch“ denn wohl schmecken mag, ich verrate es Ihnen — absolut lecker!

Fazit: Die Kuhmilch, ein Basenräuber im weißen Tarnkleid. Als „H-Milch“ (ultrahoch erhitzt und mechanisch behandelt) geradezu eine Ernährungskatastrophe. Grüne Nahrung hingegen ist ein bombiger Basen-Bringer. Je dunkler das Grün, desto besser. Broccoli liegt ganz vorn im Basen-Ranking heimischer Erzeugnisse. Spinat, Feldsalat, Mangold, Grünkohl — solche Gemüse, besonders in Rohkostform, erreichen pH-Werte um 10 herum. Manche Algenarten, in Rohform auch Meeresgemüse genannt, sogar noch mehr.

Alle diese grünen Nahrungsmittel machen das Körpermilieu basisch. Liegt auch am hohen Gehalt an Chlorophyll. Ein Pflanzenfarbstoff, der unserem roten Blutfarbstoff Hämoglobin strukturähnlich ist.

Ein Superstoff! Mithilfe des Chlorophylls, das wir beim Verzehr dieser Pflanzen aufnehmen, verbessern wir die Qualität unseres Blutes. Es wird besser mit Sauerstoff angereichert. Wer sein Blut gut mit Chlorophyll versorgt,

sorgt für eine höhere Sauerstoffsättigung. Genau das brauchen unsere Organe — Sauerstoff. Bekommen sie wieder mehr davon, funktionieren sie weitaus besser.
Richtige Ernährung — zweifellos ein ganz wichtiger Gesundheitsfaktor. Deshalb möchte ich den Unterscheid zwischen Lebensmitteln und Nahrungsmitteln skizzieren. Unter dem Begriff Lebensmittel fasse ich all das zusammen, was aus „künstlicher Produktion“ stammt: Fertiggerichte, Pizza aus der Kühltruhe, Dosenkost. Also das sogenannte Designer-Food der Generation Tütensuppen und Co., haltbar gemacht mit allerlei Chemikalien. Mit Zusätzen, deren Wirkung mehr als zweifelhaft ist. Von Frische keine Spur, als Nahrungsquelle für den Körper ungeeignet. Höchstens ein „Überlebensmittel“.

Hippokrates hingegen lehrte folgendes: „Eure Nahrung sei eure Medizin, und die Medizin sei euch Nahrung.“ Treffender lässt sich der Unterschied kaum beschreiben. Und die Forschungsergebnisse moderner Ernährungswissenschaftler geben ihm recht. Wählen Sie also Ihre Nahrung gezielt nach diesen Kriterien aus. Bevorzugen Sie möglichst frische Ware, wenn möglich aus der Region und das, was die Natur in der jeweiligen Jahreszeit gerade anbietet. Unbehandelt, ohne Pestizide, Pilzvernichter, Wachstumsbeschleuniger und dergleichen. Öfter mal als Rohkost.

Meiden Sie vor allem Süßwaren. Der Heißhunger darauf ist zwar weit verbreitet, der aber ist kein natürliches Bedürfnis. Es sind die Pilze im Darm, die ihn verursachen. Pilze sind gesunde Lebensmittel. Aber im eigenen Darm? Für viele eine schreckliche Vorstellung.

Aber Darmpilze sind nützlich, sie saugen Metalle auf. Die können aus falscher Ernäh-

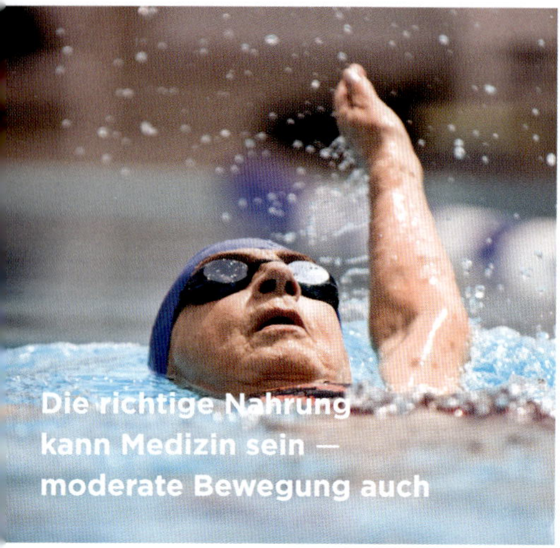

Die richtige Nahrung kann Medizin sein – moderate Bewegung auch

rung stammen, oft aber sind es Überreste von Zahnreparaturen: Goldlegierung, Titan und vor allem Amalgam, eine Legierung aus verschiedenen Metallen. All das schluckt der Mensch jeden Tag herunter. In geringer Dosis, aber auf Dauer mit vergiftender Wirkung. Das meiste saugen die Darmpilze auf, bewahren den Körper vor einer Metallvergiftung. Aber wegen Unkenntnis dieser Zusammenhänge werden Antipilzmittel verschrieben und genommen.

Damit die furchtbaren Darmbewohner verschwinden. Und dann: pilzlos glücklich? Wohl kaum, denn jetzt wird der Organismus mit Metallen überschwemmt. Die gelangen auch in die Leber und ins zentrale Nervensystem, richten dort Schaden an.
Also eine Metallausleitung durchführen. Damit die Metalle nicht in der Leber hängen und im Gehirn. Das Überraschende dabei: Wenn jemand Substanzen zu sich nimmt, die Metalle ausleiten (Chlorophyll kann das), brauchen die Pilze keine Süßigkeiten mehr zum Leben.
Dann verschwindet auch der dick machende Heißhunger.

Noch ein Blick auf das Thema flankierende Maßnahmen. Sport gehört dazu, möglichst eine Ausdauersportart, nicht exzessiv betrieben, eher moderat kontrolliert. Andernfalls gerät der Körper aus Sauerstoffmangel in den sauren Bereich. Richtig durchgeführt, ist Joggen „Meditation mit den Beinen". Wenn das nicht geht — mindestens ein täglicher Spaziergang sollte es schon sein.

Auf der anderen Seite: die Seele mal locker im Nichtstun baumeln lassen. Sozusagen den Alltagsdruck ausleiten, planlos und ohne schlechtes Gewissen Zeit verdaddeln.

Und dann: mal etwas Neues ausprobieren — privat, beruflich, kulturell. Neue Menschen kennenlernen, eine andere Umgebung, die eingefahrenen Schienen verlassen. Genau die sind es nämlich, die uns sauer machen. Gleiches gilt für Ärger und Stress. Eine positive Lebenseinstellung ist wichtig. Sich von negativen Nachrichten fern halten, die machen Stress. Auch die eigene Vergangenheit kann uns sauer machen. Die Zukunft hingegen sollte basisch sein, auch in unseren Köpfen.

Abschließend noch ein paar Worte über eine der am meisten verbreiteten Todesursachen unserer Zeit, das Rauchen. Kicken Sie das Nikotin aus Ihrem Leben! Auch wenn die Werbung ganz anders trommelt — ein Raucherbein verdirbt den angesagtesten Lifestyle. Das überstehen selbst die coolsten Kerle nicht. John Wayne starb an Lungenkrebs, Humphrey Bogart, Rudi Carell und eine ganze Reihe anderer Berufskollegen ebenso.

Auch viele Frauen aus Hollywoods Glitzer-Garde nahm der Tabak-Tod für immer von der Bühne. Kein glorreicher Abgang! Sozusagen einer mit saurem Nachgeschmack.

Sauer macht lustig? Ich bin mir sicher, dass auch Sie inzwischen ganz gegenteiliger Meinung sind.

Hier noch einmal in Kurzform die wichtigsten Maßnahmen gegen die Säure-Misere und die dadurch verursachten Gesundheitsrisiken:

1. **Entgiften Sie Ihren Köper!**

2. **Füllen Sie Ihre Vitalstoffdepots auf!**

3. **Sichern Sie den reibungslosen Transport dieser Vitalstoffe zu Ihren Organen — mit Arginin!**

4. **Schalten Sie um auf basische und natürliche Nahrung!**

Macht Blut, Adern und Kreislauf fit und flexibel: Die „biologische Zündkerze“ L-Arginin

„Blut, ein ganz besonderer Saft“, lässt Goethe seinen Mephisto zu Faust sagen. Ein klassisches Wort, das der große Universalgelehrte hinterließ. Inzwischen ist die Wissenschaft ein ganzes Stück weiter. Trotzdem wissen nur wenige Menschen um die vielfältigen Fähigkeiten ihres Blutes. Dabei ist es der Quellstrom unseres Lebens. Es sorgt dafür, dass unser Körper und unsere Organe funktionieren, dass wir agil bleiben, leistungsfähig und gesund. Denn im Blut befinden sich alle wichtigen Nähr- und Treibstoffe, die der Mensch zum gesunden Leben braucht.

Blut — es macht etwa acht Prozent unseres Körpergewichts aus. Bei einem Erwachsenen sind das etwa fünf bis sechs Liter, die ständig im Körper zirkulieren. Mit mehr oder weniger Druck. Wenn der nicht stimmt, wird es schwierig für das Herz. Denn es sind ständig Eiweiße und Hormone, Vitamine, Mineralstoffe, Enzyme, Proteine und Nährstoffe zu Organen und Geweben zu transportieren.

Zusätzlich ist das Blut noch Sauerstoffträger und „Abfallentsorger“ für eingedrungene Schadstoffe und Krankheitserreger. Letztlich übernimmt unser „Lebenssaft“ auch noch die Aufgabe einer Warnzentrale. Stimmt irgendwo etwas nicht, wird das durch spezialisierte Zellen weitergemeldet, eine Art „Blutfunk“ also, der die körpereigene Abwehr aktiviert und die dafür zuständigen Zellen an die jeweilige Krisenregion schickt.

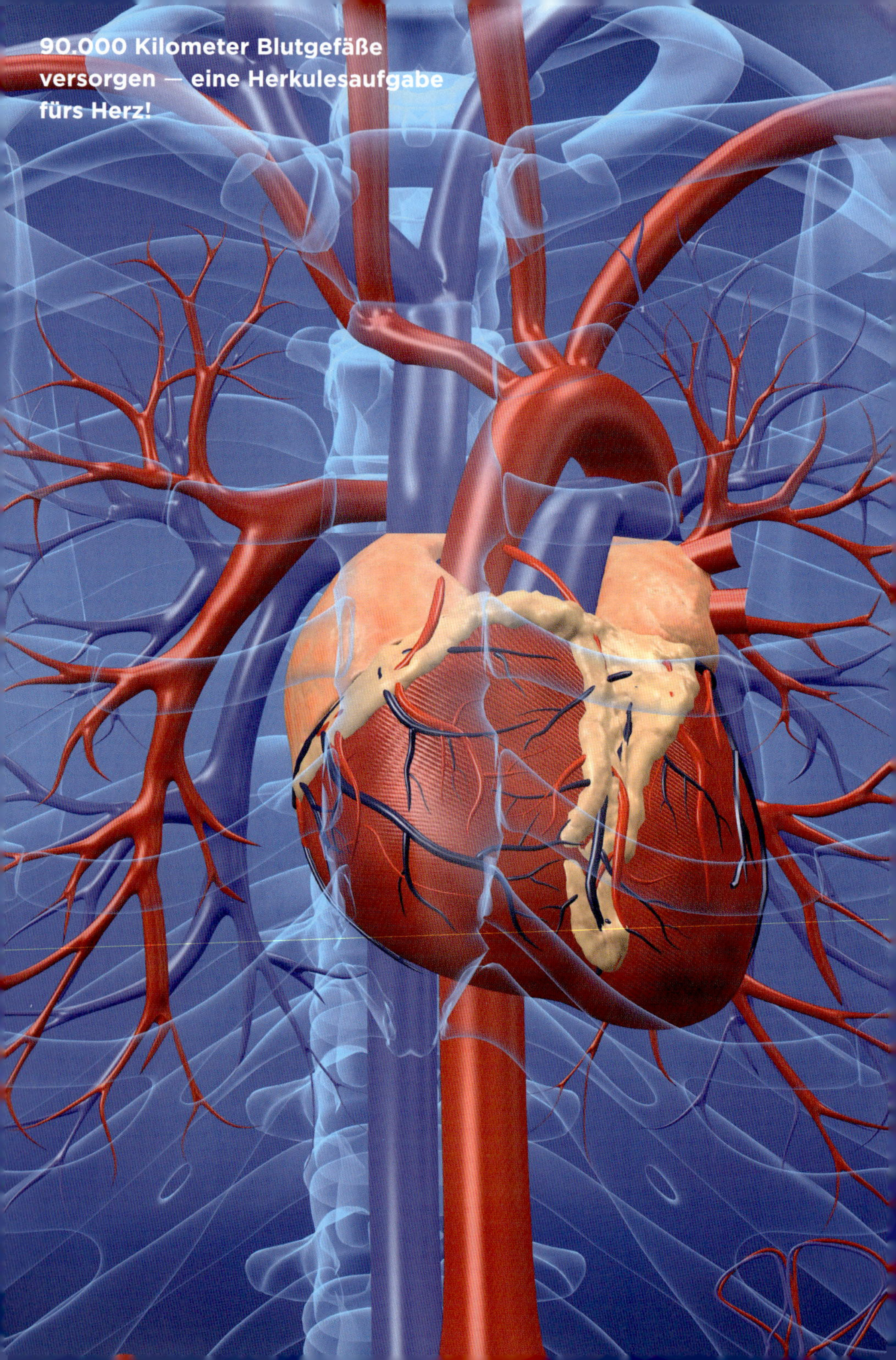

90.000 Kilometer Blutgefäße versorgen – eine Herkulesaufgabe fürs Herz!

Die Transport-Logistik für den kostbaren Treibstoff übernimmt das Adernsystem des Menschen. Ein biologisches Meisterwerk, entstanden in Millionen von Jahren und von der Evolution optimiert. Es ist ein ausgeklügeltes System von „Pipelines", durch die, vom Herzen gepumpt, der „besondere Saft" in einem permanenten Kreislauf strömt. Durch einen weit verzweigten Kosmos aus flexiblen Röhren hindurch, die im Zentrum des Körpers daumendick sind. Zur Peripherie hin werden die Verzweigungen erheblich feiner als ein Haar — das Kapillarsystem. Insgesamt misst dieses Netzwerk bei einem Erwachsenen etwa 90.000 Kilometer. Aneinandergereiht würden die Adern eines einzelnen Menschen zweieinhalb Mal um den Erdball reichen.

Ein Wunder der Natur, dieses Universum aus Adern, Äderchen und winzigen Kapillaren, das unseren Organismus bis in die kleinsten Verästelungen des Gefäßsystems hinein mit dem roten Lebenssaft versorgt. Ein Wunder auch die Konstruktion unseres Herzens. Welch enorme Leistung muss es erbringen, um seine Arbeit zu verrichten — 7.000 Liter Blut tagaus tagein rastlos rund um die Uhr bewegen! Irgendwie despektierlich, dass es mitunter als „Pumpe" apostrophiert wird. Der Techniker, dem es gelänge, dieses Wunderwerk auch nur ansatzweise nachzubauen, hätte den Nobelpreis dafür verdient.

Ein komplizierter
Klein-Kosmos —
das Gefäßsystem
des Menschen

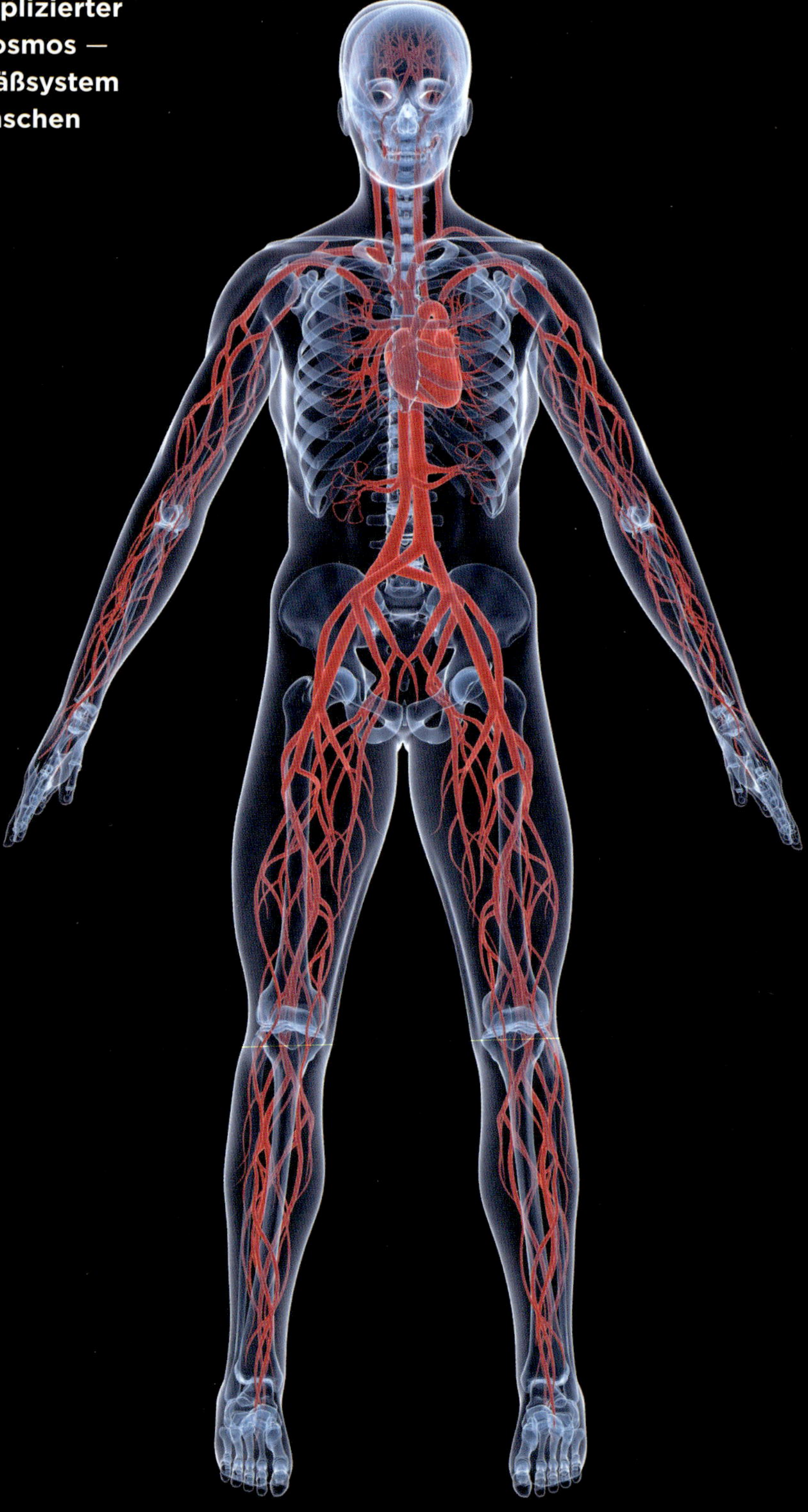

Mehr als Lob haben auch Forscher verdient, die sich erfolgreich darum bemühen, unserem zentralen Antriebsorgan seine Herkulesarbeit zu erleichtern und uns das Leben zu verbessern und zu verlängern. So geschehen 1998. Da erhielten die drei US-amerikanischen Wissenschaftler Robert F. Furchgott, Louis J. Ignarro und Ferid Murad den Nobelpreis. „Für die Erforschung der Wirkungen von Stickstoff(mon)oxid (NO) als Signalmolekül im menschlichen Herz-Kreislauf- und Gefäßsystem", so die offizielle Begründung des Nobelpreiskomitees.

Den Inhalt dieser Entdeckung möchte ich einmal so skizzieren: Stickoxid (NO) entsteht im menschlichen Körper auf natürliche Weise. Mit dem Effekt, dass das Adernsystem regelrecht schonend „explodiert". Allerdings im positiven Sinne. Gemeint ist eine erhebliche Ausweitung. Die führt unter anderem dazu, dass das Herz seine Pumpleistung erheblich steigern kann.

Die Metapher von der Explosion habe ich auch deshalb gewählt, um ein Stück Medizingeschichte einzuflechten. Die Entdeckungsgeschichte des Arginins hat nämlich mit Alfred Nobel zu tun. Der verdiente mit der Erfindung des Sprengstoffs Nitroglycerin unzählige Millionen. Ein Teil davon kommt heute über eine Stiftung Forschern und Kulturschaffenden der verschiedensten Bereiche zu — als Nobelpreis.
Das Kuriose: Genau dieses Nitroglycerin bekam Alfred Nobel von seinem Arzt verschrieben. Als Mittel gegen seine Herzkrankheit. Weil Nitroglycerin NO freisetzt, also Stickoxid. Der Stoff, der unsere Blutgefäße weit öffnet. Genommen hat es Nobel nur einmal, da dieser „Sprengstoff" Kopfschmerzen verursacht. Dennoch war der Arzt seinerzeit der Ursache von Nobels Herzschwäche auf

der Spur. Allerdings konnte er noch nicht wissen, dass erst ein Strukturverwandter des „Nitros" ein kopfschmerzfreies Ergebnis ohne Nebenwirkungen bringen würde — Arginin.

L-Arginin ist eine Aminosäure mit Pepp — direkt aus dem Baukasten der Natur!

Wie nah die Verwandtschaft ist, deutet schon die Bezeichnung an: Nitroglycerin heißt im Abkürzungsjargon der Biochemiker $C_3H_5O_9N_3$. Arginin wird $C_6H_{14}N_4O_2$ genannt. Letzteres war zu Nobels Zeiten als „Anschubstoff" für das Stickoxid noch nicht bekannt. Welche Power dadurch entsteht, ergaben erst spätere Forschungen, unter anderem die des Nobelpreisträgers Louis J. Ignarro und des amerikanischen Arginin-Forschers Dr. J. Prendergast.
Wo wir schon bei der Medizingeschichte sind: Während der Erforschung des Arginins wurde es anfangs mit Silber (in Form einer Arginin-Silber-Verbindung, eines Salzes) aus einem Aminosäuregemisch gewonnen. Die lateinische Bezeichnung für Silber ist argentum. Woraus sich der Name Arginin ableitet. Hört sich irgendwie an wie ein Grippemittel aus der Apotheke. Stammt aber aus dem Baukasten der Natur. Präzise ausgedrückt muss es allerdings L-Arginin heißen, das bedeutet linksdrehend.

Zurück in die Gegenwart. Heute wissen wir: L-Arginin ist eine Vorstufe von Stickoxid (NO), und es hat im Organismus drei herausragende Hauptwirkungen:

- Erstens führt L-Arginin dazu, dass Stickoxid in die Muskulatur der Adern gelangt und diese durch einen komplizierten Vorgang entspannt. Die Folge: Die Gefäße erweitern sich, die Durchblutung wird verbessert, erhöhter Blutdruck wird reguliert und damit das Herz entlastet.

- Zweitens verhindert L-Arginin, dass sich die Thrombozyten verkleben — die Blutplättchen, die bei der Blutgerinnung eine wichtige Rolle spielen. So wird die Gefahr von Ablagerungen reduziert, die sonst zur Verkalkung der Adern führen — Arteriosklerose. Hier hat L-Arginin eine absolut wichtige Funktion, besonders bei Schlaganfall und Herzinfarkt.

- Drittens regt L-Arginin wegen seiner gefäßerweiternden Wirkung die Ausschüttung des Wachstumshormons (STH) aus der Hirnanhangsdrüse (Hypophysenvorderlappen) an. Wichtig für den Aufbau von Gewebe und Muskelmasse. Darüber hinaus kann L-Arginin das Haarwachstum fördern.

Allein diese herausragenden Haupteigenschaften machen das L-Arginin so kostbar. Sein Stickstoffanteil gilt als der höchste aller Aminosäuren.

Aminosäuren. Betrachten wir diese „Lebensbausteine“ ein wenig detaillierter: Gegenwärtig sind etwa 20 bekannt, eine davon ist L-Arginin. Sie alle bilden, jede auf ihre Art und in sehr unterschiedlicher Zusammensetzung, große Eiweißmoleküle. Untereinander können sie die verschiedensten Kombinationen eingehen, meist in Kettenform. Längere Ketten verschiedener Aminosäuren nennt man Eiweiß, der Mediziner spricht von Proteinen. Die jeweilige Kombination entscheidet über Funktionsweise und Aufgabenschwerpunkt eines jeden Proteins. Sehr vereinfacht ausgedrückt, darf man sich das etwa vorstellen wie einen Fundus von Lego-Bausteinen,

die immer wieder neu zusammengebaut werden. Je nachdem, ob ein Haus daraus werden soll, ein Flugzeug oder ein Rennwagen.
Mag die Bezeichnung „Säure“ in diesem Kontext etwas befremdlich klingen, so hat sie doch die eben erläuterte positive Bedeutung. Denn manche Säuren wirken basisch, beispielsweise Fruchtsäure. Denken Sie auch an die „gutartigen“ Milchsäurebakterien, an mehrfach ungesättigte Fettsäuren oder an die Wasser anziehende Hyaluronsäure!

Aminosäuren sind die Grundbausteine für Eiweiße. Ohne Eiweiß wäre kein Leben möglich. Sie sind der Basis-Baustoff für sämtliche Organe, Knochen und Gewebe.

Besonders Sportler wissen um die Wichtigkeit der Proteine. Spitzensportler nehmen sie in großen Mengen zu sich, um ihr Muskelwachstum anzukurbeln und ihre Leistungen „olympiareif“ zu machen. Aminosäuren wie L-Arginin als Nahrungsergänzung sind für Sportprofis aller Disziplinen längst ein positives Muss. Um Missverständnissen vorzubeugen: L-Arginin ist kein Kunstprodukt aus dem Reagenzglas. Unter anderem ist es in Buchweizen, Nüssen und im Kürbis enthalten. Es findet sich in allen Eiweißen sowohl tierischer als auch pflanzlicher Art, ist also Bestandteil unserer täglichen Ernährung. Warum also zusätzlich L-Arginin nehmen, möchte man fragen.

Das erklärt sich so: L-Arginin zählt zu den essenziellen Aminosäuren, den lebensnotwendigen. Aber mit zunehmendem Alter verliert der menschliche Körper die Fähigkeit, aus seinem Nahrungs-Input in ausreichender Menge L-Arginin herauszuholen. Da mag man noch so viel Buchweizen, Kürbisse oder auch Walnüsse essen. Daher ist eine zusätzliche Gabe not-

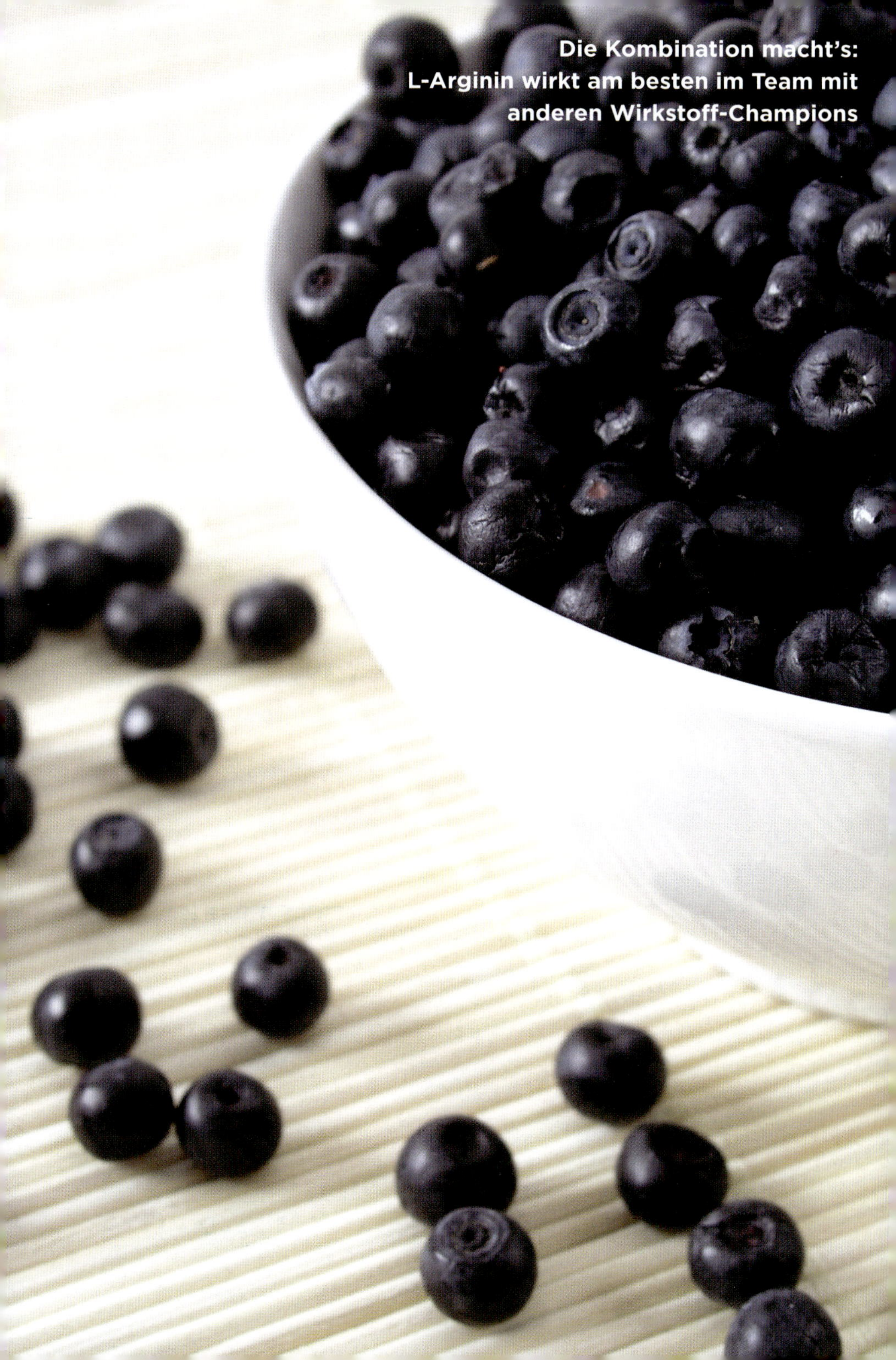
Die Kombination macht's:
L-Arginin wirkt am besten im Team mit anderen Wirkstoff-Champions

wendig, wir Mediziner sprechen von Supplementierung. Das gilt erst recht, wenn jemand erkrankt ist oder an ausgeprägtem Vitalstoffmangel leidet - denken wir nur an das Burn-out-Syndrom.

Noch etwas sei klargestellt: Ein Nahrungsergänzungsprodukt mit L-Arginin hat nichts mit Spritzen, Pillen oder Tabletten zu tun. Es ist eine Nahrungsergänzung auf natürlicher Grundlage und wird als Pulver in Wasser gelöst oder als Kapsel eingenommen. Um es aufnahmefähig, also biokompatibel für den Organismus zu machen, wird eine L-Arginin-Nahrungsergänzung zusammen mit einer hochbasischen Substanz eingenommen, z. B. mit Chlorophyll. Wegen des enormen Entsäuerungseffekts. Denn sauer macht, wie wir wissen, nicht lustig. Es macht den Körper krank.

Warum ausgerechnet Chlorophyll, werden Sie fragen. Lassen Sie mich als Antwort den nächsten Nobelpreisträger ins Spiel bringen. Chlorophyll (griechisch: hellgrün, frisch) ist nämlich eine so spannende und interessante Substanz, dass Professor Richard Willstätter schon im Jahr 1915 für die Entdeckung der Arbeitsweise von Chlorophyll den Nobelpreis erhielt.

Chlorophyll, das ist ein grüner Pflanzenfarbstoff, steckt im Blattgrün. Das Geniale: Es ist chemisch verwandt mit dem roten Blutfarbstoff im menschlichen Körper, dem Hämoglobin. Eine Verwandtschaft ersten Grades, weil das „Pflanzenblut" bis auf ein einziges Atom absolut identisch ist mit unserem Blut.

Chlorophyll kommt vor allem in Blattgrün vor und ist die natürlichste Menschennahrung, schon seit Adam und Eva. Und dazu hochgradig basisch und energiereich. Selbst fleischfressende Tiere wie unsere Hunde und Katzen, aber auch Raubtiere in der Natur, benötigen Chlorophyll. Sie fressen ganz instinktiv Gras oder andere grüne Pflanzen. Denn Chlorophyll ist essenziell (notwendig) für alles Leben auf unserem Planeten. Es entsteht mit Hilfe der Photosynthese aus Sonnenlicht und ist die treibende Kraft jeder Zelle. Weil Chlorophyll eine enorm sauerstoffanreichernde Wirkung für das Blut hat, unterstützt es den Transport und die Bildung dieses lebensnotwendigen Stoffes bis hinein in die winzigsten Haargefäße der Gewebe. „Ganz nebenbei" reinigt und entgiftet es auch noch den gesamten Organismus.

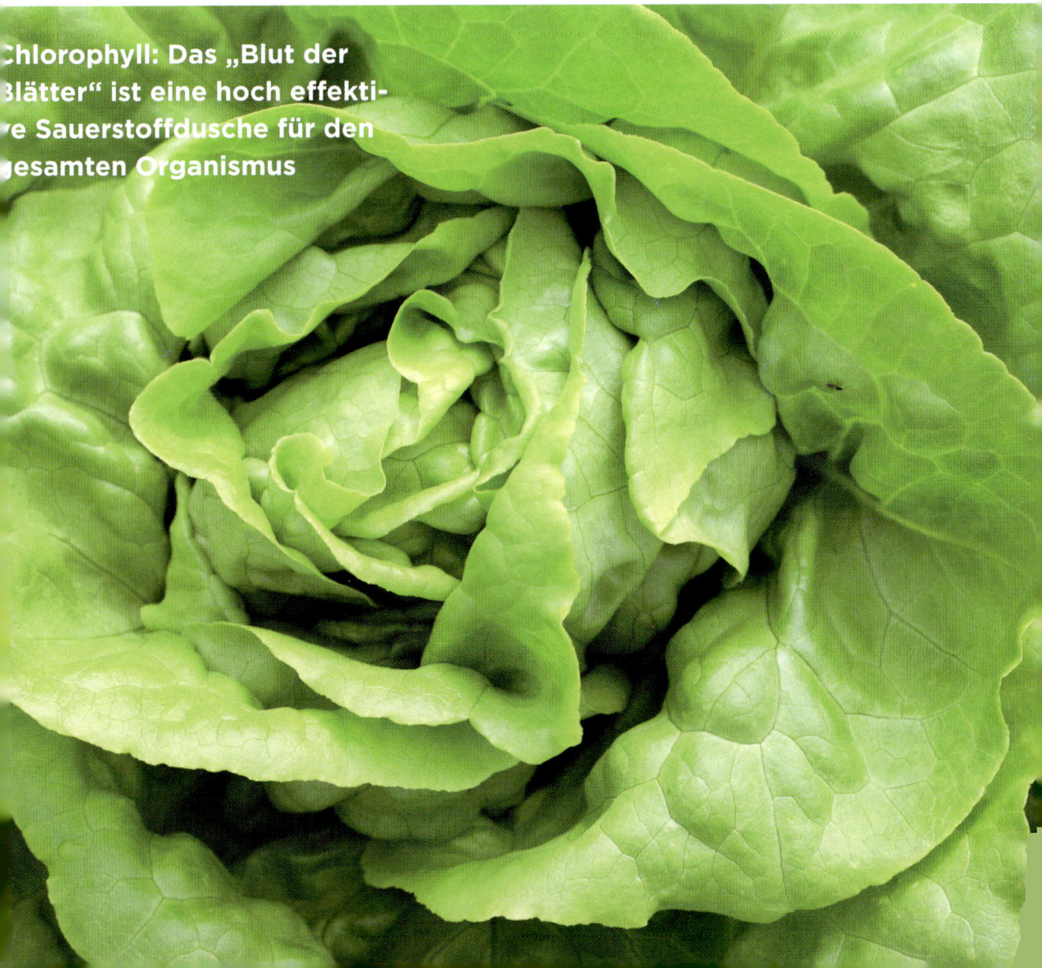
Chlorophyll: Das „Blut der Blätter" ist eine hoch effektive Sauerstoffdusche für den gesamten Organismus

Und weil auch hier aller guten Dinge drei sind: L-Arginin sollte immer in Kombination mit Antioxidantien verzehrt werden. Denn das gefäßerweiternde NO unterliegt einem oxidativen Abbau im Blut. Das heißt, sogenannte freie Radikale, ständig im Blut unterwegs, reduzieren den Sauerstoffgehalt des Lebenssaftes, indem sie sich — über chemische Reaktionen und in räuberischer Absicht — in den Stoffwechsel einmischen. Werden sie nicht entschärft, greifen sie die Schutzschicht um die Körperzellen an, dringen zu den Chromosomen vor, schädigen unsere Gene und leiten den Prozess ein, den man gemeinhin „Altern" nennt. Der Körper beginnt unter dem oxidativen Stress gewissermaßen zu „rosten". Antioxidantien wirken dem entgegen und verdienen sich damit das Prädikat „Radikalenfänger". Da sie sich beim Neutralisierungsprozess selbst verbrauchen, ist es (lebens-)notwendig, ständig für genügend Nachschub zu sorgen.

Ein Körper, ausreichend betankt mit antioxidativen Stoffen (ich nenne einmal mehr Açai-Beere, Blaubeere und Verwandte), kann der Invasion der radikalen Eindringlinge entspannt entgegensehen. Hierzu mehr in einem der folgenden Kapitel.

Dem L-Arginin sollte auch ein Zusatzstoff beigegeben sein, der den Wirkspiegel im Blut verlängert. Dieser Zusatzstoff ist herkömmlicherweise L-Citrullin, ebenfalls eine Aminosäure. Sie sorgt dafür, dass der L-Argininspiegel im Blut in einer höheren Konzentration länger erhalten bleibt — etwa acht bis zwölf Stunden. Solch ein „Verweildauer-Verlängerer" ist L-Citrullin, vor allem enthalten in der namensgebenden Wassermelone (Citrullus vulgaris).

Ziehen wir eine Zwischenbilanz: L-Arginin ist im Zusammenspiel mit dem Sauerstoff-Star Chlorophyll und mit Antioxidantien als Vitalstoff-Lieferanten eine absolut kraftvolle Kombination.

Abb.: L-Arginin (Molekül)

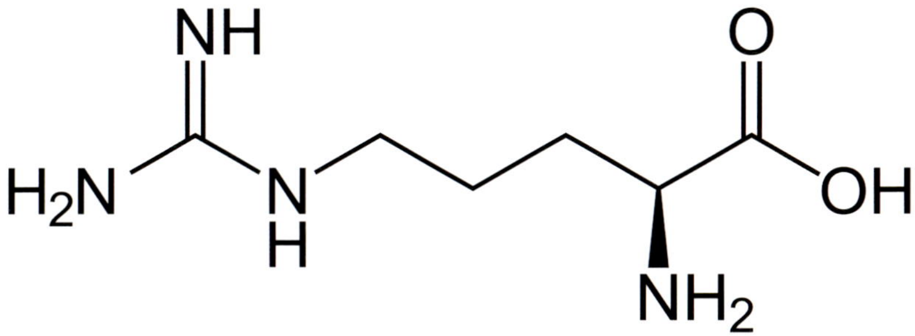

Volkskrankheiten Arteriosklerose und Diabetes: Ein hoffentlich zur Vorbeugung motivierender Blick auf die Zusammenhänge

Eigentlich hätte dieses Kapitel heißen sollen "Arterienverkalkung oder wie Sie sich selber die Pipeline zudrehen". Inhaltlich treffend für das Thema, trotzdem eine scheußliche Überschrift – sie klingt so ausweglos. Dabei will ich Ihnen Mut machen, will Ihnen helfen, den „Feind" in Ihren Adern zu verstehen. Denn nur wer seinen Gegner kennt, kann ihn besiegen. Eine alte Strategieregel, die bis in unsere Tage hinein gültig ist. Sogar im Sport. Treffen heute zwei Spitzenmannschaften aufeinander, werden schon im Vorfeld deren Stärken und Schwächen analysiert. Darauf baut dann der Trainer die eigene Gegenstrategie auf. Sehen wir also den Arzt einfach mal als eine Art Gesundheits-Coach. Auch dies formuliere ich bewusst positiv. „Krankheitsstratege" klingt mir zu defensiv. Denn Angriff ist immer noch die beste Art, sich zu verteidigen. Ersetzen wir jetzt das Wort Angriff durch Vorbeugung, sind wir wieder mitten drin in unserem Thema.

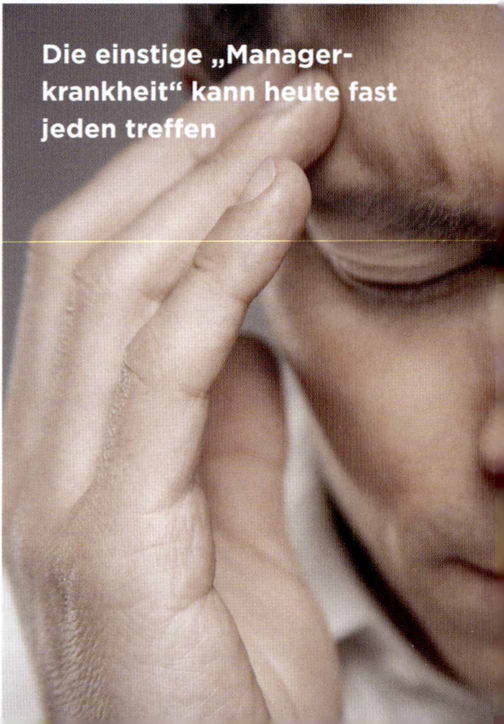

Zunächst ein Blick auf die Faktenlage: Zirka 60 von 100 Todesfällen in den sogenannten Industrieländern sind Folgen mangelnder Durchblutung. Herzinfarkt und Schlaganfall stehen an erster Stelle. Über die Ursachen und Entstehung haben Wissenschaftler lange Zeit gerätselt. Mittlerweile gilt die Verengung unserer Blutgefäße als Hauptursache. Dadurch entsteht irgendwann eine Arteriosklerose, umgangssprachlich ausgedrückt: Die Adern „verkalken".

Verkalkung! Wörtlich übersetzt heißt Arteriosklerose übrigens „bindegewebige Verhärtung der Schlagadern". Eine Frage des Alters? Das mag früher so gewesen sein. Mittlerweile steigt die Zahl derer an, und zwar dramatisch, die im „besten Alter" einen Herzinfarkt erleiden. Herzinfarkt mit vierzig, das schockiert heute keinen Arzt mehr. Vor einigen Jahren hieß das „Managerkrankheit". Schnee von gestern, mittlerweile trifft dieses zweifelhafte Privileg auf Menschen aus allen Gesellschaftsschichten zu.

Eigentlich unglaublich. Warum die Schläuche unserer Waschmaschine verkalken, das wissen wir — weil sich Calcium aus hartem Wasser darin ablagert. Aber warum verkalken die Adern eines Vierzigjährigen? Ein zentraler Grund ist die Beschaffenheit des Blutes. Ist das zu dickflüssig (cholesterinhaltig), zieht es Kalk an und abgestorbene oder vom Immunsystem entsorgte Zellen. Und das geradezu magnetisch. Dieser „organische Müll" in den Blutbahnen verhärtet die Adern und behindert schließlich den Blutfluss zu den Organen.

Erinnert irgendwie an das Prinzip Waschmaschinenpanne. Bei der Maschine verstopft irgendwann an irgendeiner Stelle der Durchlauf. Ein Schlauch platzt oder ein Aggregat gibt den Geist auf. „Total verkalkt", stellt der Mechaniker fest. Im menschlichen Körper ist das Prinzip ähnlich, wenngleich die Details weitaus komplizierter ablaufen. Eine Arteriosklerose kann sich in jedem arteriellen Gefäß des Körpers entwickeln, in großen und in klitzekleinen. Dabei sind einzelne Gefäßprovinzen betroffen — abhängig von den jeweils vorliegenden Risikofaktoren. Hinter allen Phasen der Arteriosklerose stecken entzündliche Prozesse, die dem Krankheitsverlauf noch ein weiteres Minus hinzufügen.

Den Menschen trifft es dann vorwiegend an durchblutungsstrategisch zentralen Stellen: Ist die Halsschlagader betroffen, wird die Sauerstoffzufuhr zum Gehirn gedrosselt. Dann erreicht vielleicht noch ein Drittel von dem, was eigentlich ankommen sollte, unser Oberstübchen. Das mag dem einen oder anderen genügen, viele bemerken es nicht einmal, so schleichend geschieht die Drosselung. Geistige Höchstleistungen sind mit solch einer verkalkten Blutleitung aber schlichtweg unmöglich. Im Gegenteil, Gedächtnisschwund und Demenz drohen. Wird das Drama frühzeitig genug erkannt, kommt meist der Chirurg zum Zuge. Oft muss er, um das Gehirn vor dem vorprogrammierten Schlaganfall zu bewahren, ganze Fettklumpen aus der Halsschlagader schälen, häufig genug in Größe einer Garnele.

Sind die Arterien innerer Organe betroffen, z. B. bei Herz oder Nieren, kommt es zum Herzinfarkt oder Nierenversagen. Ersteres tritt vorwiegend im Zusammenhang mit körperlichen Anstrengungen auf. Das müssen keine

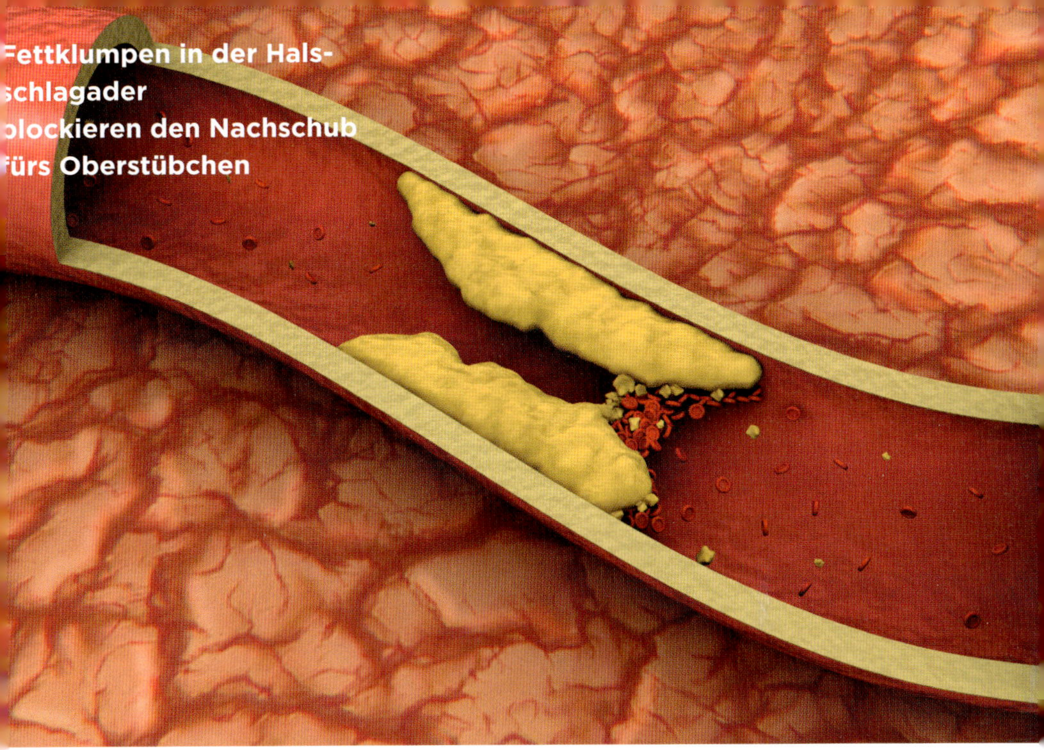

Fettklumpen in der Hals-schlagader blockieren den Nachschub fürs Oberstübchen

Höchstleistungen sein. Schon nach ein paar Treppenstufen krampft sich unsere Pumpe in Sauerstoffnot zusammen, nahezu anfallartig. Die Ärzte nennen das Angina pectoris, zu deutsch: Brustenge, Herzschmerz. Ist die Pipeline komplett dicht, führt das in letzter Konsequenz zum Herzinfarkt.

Sitzt die verstopfte Körperschlagader im Beckenbereich, sind Gebärmutter, Eierstöcke, Blase, Prostata und Penis gefährdet.

Heute sind viele schon mit zwanzig verkalkt – die Folgen von Fehlernährung und Bewegungsmangel

Verkalken Arterien des Beines, kann das zu einem „diabetischen" Fuß führen, oder die Schaufensterkrankheit kann die Betroffenen zu ungewollten Zwischenstopps zwingen. Hört sich irgendwie nach exzessivem Shoppingverhalten an, ist aber eine üble Sache: Die Beine werden nicht mehr hinreichend mit Sauerstoff versorgt, man muss alle paar hundert Meter stehen bleiben, weil sie so schmerzen.

Vielen ist das so peinlich, dass sie so tun, als interessierten sie sich für die Schaufenster, an denen sie gerade zum Halt gezwungen werden.

Die Risikofaktoren für Herz-Kreislauf-Erkrankungen sind vielfältig! Alphabetisch aneinandergereiht sieht die problematische Phalanx so aus: Alter, Bewegungsmangel, erhöhte Blutfettwerte, hohe Cholesterinwerte, Fastfood, Rauchen, Stress, Umwelteinflüsse, Vererbung, Zahnfleischbluten. Trifft das noch in verschiedenen Kombinationen zu, wirft der Körper – um eine weitere Metapher aus dem Sport zu bemühen – irgendwann unweigerlich das Handtuch. Herzinfarkt, Schlaganfall! Wirft der Trainer das Handtuch zu spät oder übersieht es der Akteur, kann es zum sofortigen Knock-out kommen – und nicht erst in Runde neun.

Zoomen wir den Ort des Geschehens etwas näher heran und betrachten wir solch eine Arterie einmal in der Nahaufnahme: Das ist nicht nur einfach ein Schlauch, der im Körper verlegt wird, sondern ein mehrschichtig aufgebautes Organ. Die innere Schicht besteht aus einem feinen Häutchen, dem Endothel. Gewissermaßen die Innenverkleidung des Blutkanals. Die äußere Hülle, sozusagen der Mantel, besteht aus Bindegewebe. Dazwischen liegt eine Schicht aus Muskelzellen und elastischen Fasern.

Im Laufe des Lebens altert dieses intelligente Leitungssystem, es bilden sich Ablagerungen, etwa durch Cholesterin. Die Wände werden allmählich immer steifer und brüchig. „Das ist das Alter", zucken manche mit den Achseln. Aber stopp, so einfach lässt sich das Thema nicht zu den Akten legen. Arterien verkalken nicht nur bei Alten und Kranken, heute gibt es immer mehr jüngere Menschen mit solchen Verfallssymptomen. Manche trifft es schon mit zwanzig. Schlechte Gewohnheiten wie falsche Ernährung, Übergewicht, Rauchen, zu wenig Bewegung und Desinteresse an der eigenen Gesundheit beschleunigen diesen Prozess.
Die Folge: Gefäßverengungen und Durchblutungsstörungen, die so dramatisch werden können, dass Gewebe zugrunde geht und Organe versagen. Hängt eben nicht vom Datum auf der Geburtsurkunde ab, sondern ist bedingt durch das biologische Alter. Warum? Gehen Sie mal zu einem Volksmarathon und erleben Sie, wie 80-jährige Veteranen fit wie ein Turnschuh die Strecke runterspulen, dann haben Sie ein Paradebeispiel für den Begriff „biologisches Alter".

Raucherbeine und geteerte Lungen gehören ins Medizin-Museum

Leider immer noch die Ausnahme, sonst wären Herzinfarkt, Schlaganfall oder Raucherbein nur noch aus dem Medizin-Museum bekannt.

Und die Arteriosklerose als Gesundheitskiller Nummer eins im Lande könnte in Rente gehen.

Das Gemeine daran: Die Verkalkung der Arterien kommt schleichend. Über Jahre und Jahrzehnte lagern sich an den Innenwänden Fettmoleküle wie das Cholesterin und abgestorbene weiße Blutkörperchen ab. Es kommt zu mehr Ablagerungen, je beschädigter und aufgerauter die „Innenverkleidungen" der Arterien sind. Die Ablagerungen (den Begriff „Plaques" kennen Sie vielleicht vom Zahnarzt) lassen die Gefäße verhärten und brüchig werden. Sie verlieren ihre Elastizität, der Durchmesser der Adern verengt sich zunehmend. Kalte Hände und Füße sind die ersten, noch vergleichsweise harmlosen, Folgen einer Gefäßverengung. Eine weitere ist die männliche Erektionsstörung, sozusagen die Wünschelrute des Herzinfarktes, der etwa zwei Jahre nach dem ersten „Durchhänger" auftritt. Wer dieses erste Warnzeichen erkennt und frühzeitig gegensteuert, erspart sich den bösen Rest des Leidensweges.

Der Körper reagiert auf diese Warnzeichen, greift zu Gegenmaßnahmen. Das Blutsystem soll den Defekt beseitigen. Reparaturmechanismen kommen in Gang. Die innere Wunde wird zugeklebt — wie mit einem Pflaster. Dieses Pflaster besteht unter anderem aus Cholesterin. Auf Dauer keine Lösung, irgendwann passiert es trotzdem. Ein Pfropfen aus dem Pflastermaterial löst sich, wird vom Blut weitertransportiert, bis er an lebenswichtiger Stelle die Totalblockade auslöst. Egal ob Herzinfarkt, diabetischer Fuß oder Gehirnschlag — oft läutet diese Blockade den K.o.-Schlag ein, führt zumindest dazu, dass die letzten Lebensrunden im Rollstuhl oder Pflegeheim verbracht werden müssen.

Diabetes! Auch eine sogenannte Volkskrankheit. Das ist er aber erst seit dem Beginn des deutschen Wirtschaftswunders. Der Volksmund nennt ihn „Zuckerkrankheit", wir Ärzte sprechen von Diabetes mellitus. Davon gibt es zwei verschiedene Typen. Mit über 90 Prozent aller Fälle ist Diabetes Typ 2 die mit Abstand häufigste Form. Diabetes mellitus — hört sich harmlos an, bedeutet es doch „honigsüßer Durchfluss". Für Menschen „mit Zucker" klingt das hochgradig höhnisch. Ein Honigschlecken ist der Diabetes wahrlich nicht, eher das exakte Gegenteil dieser verharmlosenden Wortschöpfung. Denn der Diabetes mellitus ist eine Stoffwechselstörung, bei der die Blutzuckerwerte dauerhaft zu hoch sind. Die Ursachen: in der Regel eine Insulinresistenz, bei der die Körperzellen immer weniger auf das Hormon Insulin reagieren.

Diese Störung führt dazu, dass das Insulin seine Aufgaben im Körper nicht mehr

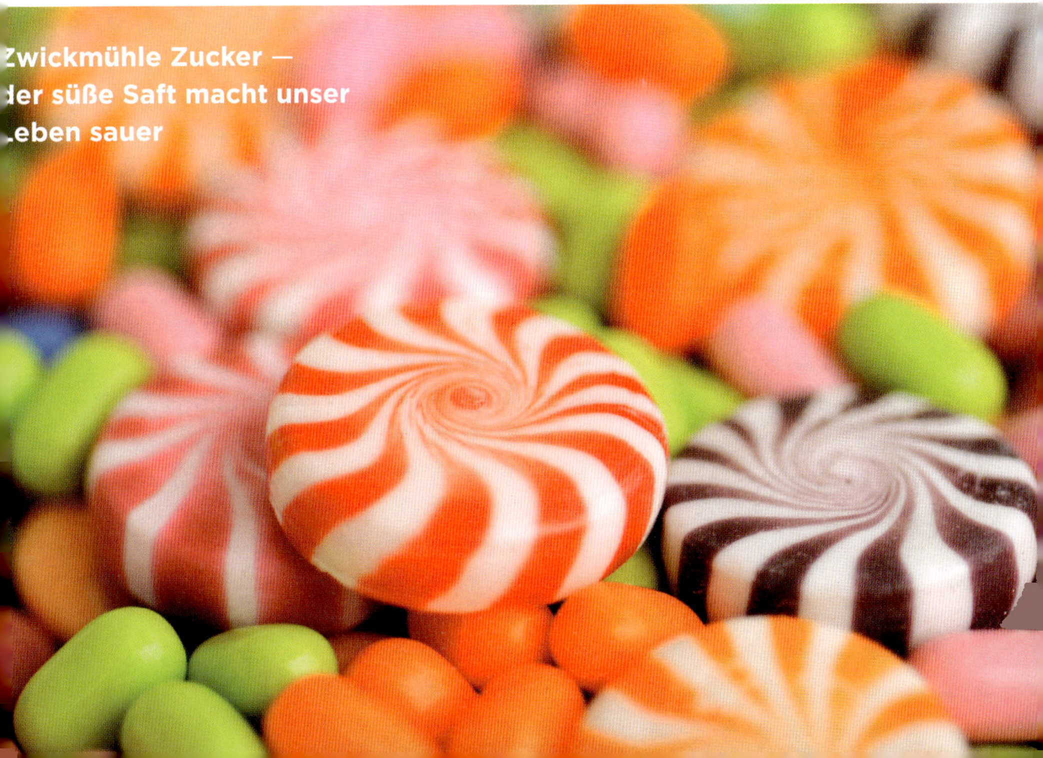
Zwickmühle Zucker — der süße Saft macht unser Leben sauer

richtig erfüllen kann. Bei erhöhten Blutzuckerwerten, zum Beispiel nach einer Mahlzeit, sorgt es normalerweise dafür, dass der Zucker aus dem Blut in die Zellen geschleust und dort zur Energiegewinnung genutzt wird. Bei einer Insulinresistenz ist diese Weiterleitung gestört. Das kann man sich etwa so vorstellen: Kaum isst man Zucker, Süßigkeiten, Weißmehlprodukte oder Nudeln, schießt der Zucker ins Blut. Der Blutzuckerspiegel schnellt hoch, die Bauchspeicheldrüse gerät in Panik, schüttet große Mengen Insulin aus. Der Zucker soll ja in die Zellen weitertransportiert werden — zur Verbrennung. Nun ist zwar reichlich Insulin da. Aber daraufhin sinkt der Blutzuckerspiegel. Das lässt sich der Körper nicht gefallen, er reagiert mit Heißhunger. Eine Tafel Schokolade, ein Schokoriegel muss dran glauben oder die nächstliegende Burger-Bratbude wird hastig angesteuert.

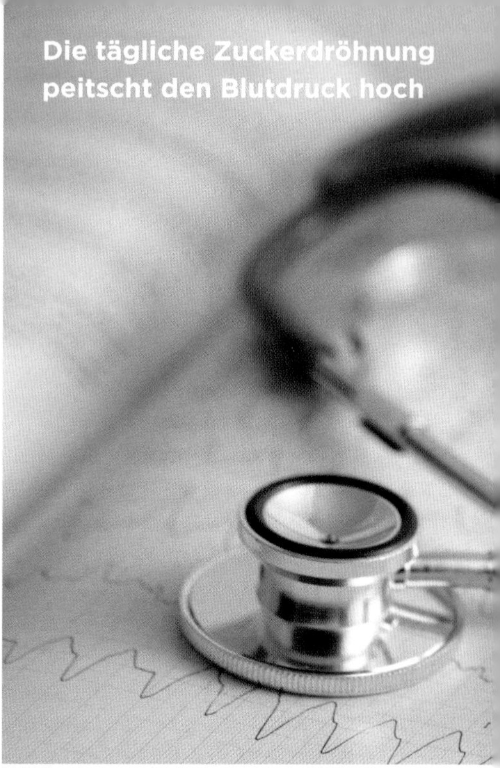

Wieder wird Insulin auf die Reise geschickt, der Blutzuckerspiegel schnellt erneut nach oben. Und so weiter und so fort ... Das doppelt Fatale: Insulin ist auch noch ein „Dickhormon". Isst man Zucker und Konsorten zusammen mit fettreichen Nahrungsmitteln, schickt es die Nahrungsfette dorthin, wo wir sie am allerwenigsten haben wollen — in die Fettzellen. Hinzu kommt etwas, was vielen unbekannt ist: Auch Zucker kann in Fett

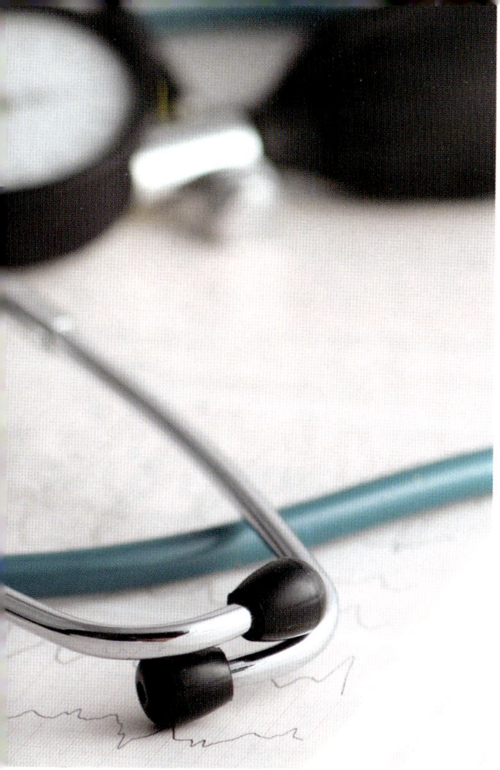

umgewandelt werden! Das katapultiert den Zeiger der Waage natürlich in immer bedenklichere Dimensionen. Und dann auch das noch, die Lipolysehemmung: Ein erhöhter Insulinspiegel verhindert den Fettabbau in den „dicken Zellen". Ein Kreislauf ohne Ende, der sich schließlich auch in der Verkalkung des Adernsystems manifestiert. Noch vor etwa 20 Jahren trat Diabetes Typ 2 meist erst im fortgeschrittenen Alter auf, daher die Bezeichnung Altersdiabetes oder Alterszucker. Heutzutage findet er sich zunehmend auch bei jüngeren Erwachsenen. Sogar Jugendliche sind immer öfter betroffen, selbst Kinder erkranken daran. Der Deutsche Diabetiker Bund berichtet, dass die Zahl der zuckerkranken Kinder rapide zunimmt. Ihre Zahl hat sich in den letzten 10 Jahren verdoppelt — von 7 pro 100.000 Kinder auf 14 pro 100.000 Kinder im Alter von 0–14 Jahren! Bei der Entstehung von Diabetes wirken mehrere Faktoren zusammen. Bedingt vor allem durch Übergewicht, Fehlernährung und Bewegungsmangel schaukelt sich die Insulinresistenz schließlich immer mehr hoch. Historischer Hintergrund: Diabeteserkrankungen sind eine Zivilisationserscheinung, die nur in Überflusszeiten auftritt. Adam und Eva kannten sie nicht, auch die Steinzeitmenschen nicht, und in vorindustriellen Zeiten traf es nur diejenigen, die reich genug waren, reichlich und üppig zu essen — ohne den Körper sonderlich mit Arbeit zu belasten. Doch seit einigen Jahrzehnten wimmelt es überall von Kohlenhydraten. Weißer Haushaltszucker und Weißmehl wird in alles gesteckt, was die Industrie für den Gaumen produziert und den Menschen per Turbo-Werbung schmackhaft macht. Das Kernproblem: Fabrikzucker begegnet uns keineswegs nur so „unmaskiert" wie in Schokolade, Süßigkeiten und in der Zuckerdose. Nein — Kekse, Kuchen und Cola, Essiggurken (gezuckert!), Tütensuppen und Ketchup, Soßen und, und, und... Zucker steckt einfach überall, selbst in Brot und Wurst, er lauert auch in Limonade (Warengruppe Softdrinks), Kondensmilch, Müsli und Sekt. Tragischerweise sogar in Säuglingsnahrung und Kindertee.

Rund 45 Kilo Zucker nimmt der durchschnittliche Verbraucher in Deutschland jährlich zu sich, das sind 125 Gramm — wahnsinnige 25 Teelöffel am Tag! Das berichten die Autoren Franz Binder und Josef Wahler in ihrem Buch „Zucker — der süße Verführer". Das dicke Ende ist bekannt: Übergewicht, Arteriosklerose, schnelles Altern und eben Diabetes. Die Zivilisationskrankheit, die mit dem Zucker an Bord kommt.

Zirka 8 Millionen Diabetiker gibt es in Deutschland. Rechnet man die Dunkelziffer hinzu, sind es schätzungsweise 10 Millionen. Mit anderen Worten: Jeder achte Deutsche leidet unter dieser Krankheit, die diversen Organen den Tod bringen kann. Für die 72 Millionen Nicht-Diabetiker ist die Lage nicht zwingend besser: Wer eine sehr kohlenhydrathaltige Ernährung mit über 55 Prozent Zuckeranteil bevorzugt (Brot, Nudeln, Reis, Kartoffeln, Brötchen, Süßspeisen, Mehlspeisen und Süßgetränke), könnte bald ebenfalls betroffen sein.

Wer der täglichen Zuckerdröhnung nicht widerstehen kann, peitscht damit seinen Blutzuckerspiegel regelrecht in die Höhe. Diäten? Helfen nicht. Sie führen lediglich zum Jojo-Effekt, bald ist das alte „Kampfgewicht" wieder erreicht. Besser ist eine nachhaltige Lösung des Kilo-Dilemmas. Ziel muss eine erhebliche Reduzierung des sauermachenden Zuckers im täglichen Ernährungsplan sein, möglichst kombiniert mit regelmäßiger Bewegung.

Man kann nicht oft genug darauf hinweisen: Immer wieder ist falsche Ernährung das Nadelöhr, durch das die Gesundheit sich zwängen muss. Was auch immer wir essen oder trinken, es gelangt zu einem großen Teil ins Blut. Wird es von dort nicht adäquat abgebaut, dockt es schließlich an den Innenwänden der Adern an.

Gegenmaßnahmen? Wichtig für den Typ-2-Diabetiker ist vor allem eine kalorienreduzierte Diät, die arm an Kohlenhydraten und Fetten sein sollte, aber reich an Proteinen. Übergewicht sollte möglichst reduziert werden. „Diabetespapst" Professor Dr. med. Hellmut Mehnert formuliert das viel radikaler: „Es gibt kein Diabetes 2, es gibt nur zu dick!"

Wenn die Bauspeicheldrüse streikt – die Sache mit der Insulinfalle

Also konsequent den Zuckerstreuer und die süßen Snacks einmotten? Das allein reicht nicht, denn: Die Verwandten des Zuckers lauern überall. Auch andere Kohlenhydrate werden vom Körper auf chemischem Wege zu Zucker umgebaut. Einige wenige Beispiele für „Tarnhauben-Zucker" sind Nudeln, Kartoffeln, Weißbrot, Cornflakes, Popcorn, Kuchen und sogar unser täglich Brot.

Also höchste Zeit, sich mit dem Thema clevere Ernährung zu beschäftigen. Wer sich dem lieber mit professioneller Begleitung nähern will, sucht am besten einen naturheilkundlich orientierten Arzt oder Heilpraktiker auf. Möglicherweise kommt dort als zusätzliche Maßnahme L-Arginin zur Sprache. Warum L-Arginin bei Diabetes positiv sein kann? Nun, einer der Gründe für Insulinresistenz ist vermutlich ein Mangel an Stickoxid. L-Arginin kurbelt die Stickoxid-Produktion wieder an, wodurch die Zuckermoleküle wieder einfacher in die Zelle transportiert werden können. Die Aminosäure fördert ferner die Zellerneuerung, was mittelfristig die Krankheit bessern kann.

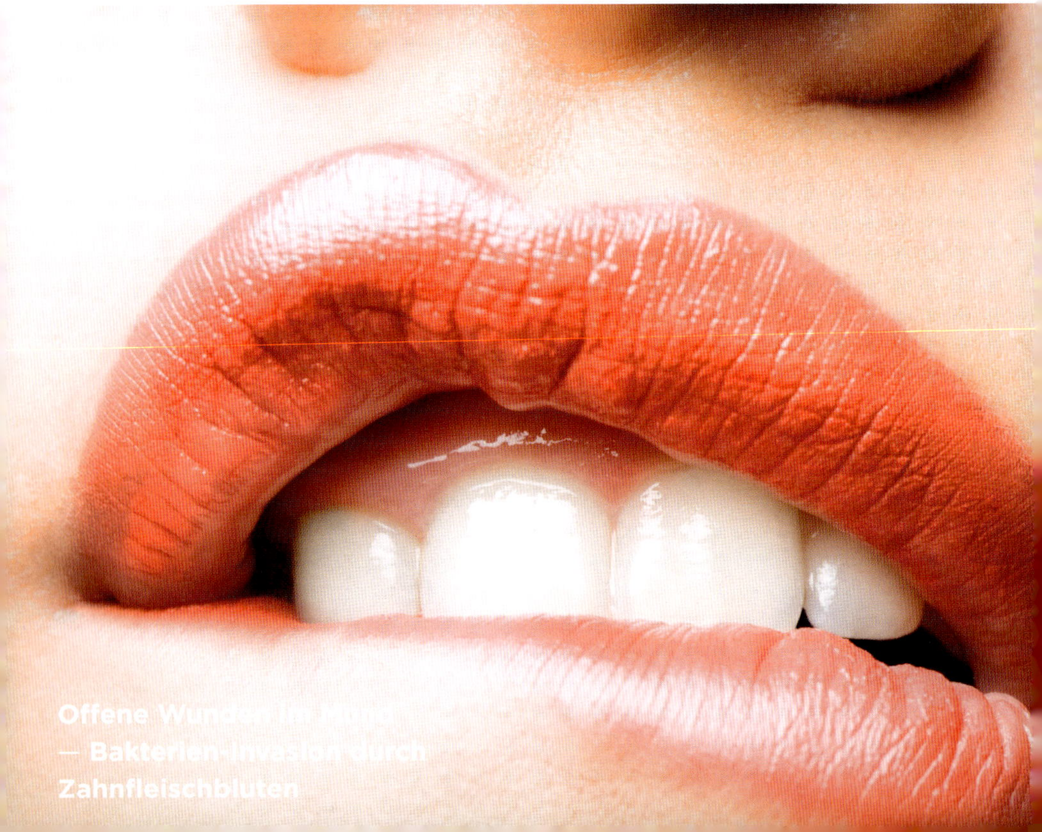

Fürs Erste zunächst einmal genug von der süßen Versuchung, die kurzfristig dem Gaumen schmeichelt, aber auf Dauer so fatale Folgen nach sich zieht. Im Entstehungszusammenhang von Arteriosklerose wird ein ganz anderer Faktor noch immer wenig beachtet: das Zahnfleischbluten. Staunen Sie oder nicht – Zahnfleischbluten kann zu Arteriosklerose führen. Der Grund ist wenig bekannt: Zwar putzen sich 90 Prozent der Menschen ihre Zähne außen, innen und auf der Kaufläche. Doch weniger als 10 Prozent nehmen sich regelmäßig die Zeit, auch zwischen den Zähnen zu reinigen – mit kleinen Zahnzwischenraumbürsten oder mit Zahnseide. Auch hier herrscht die Faulheit bei manchen vor, dieses nur einmal die Woche zu tun. Aus Unwissenheit, Achtlosigkeit oder weil es ihnen zu unbequem ist.

Das hat Folgen – und zwar nicht nur im Mundbereich: Spätestens wenn man Jahre oder gar Jahrzehnte diese Stelle nicht gereinigt hat, entzündet sich das Zahnfleisch in den Zahnzwischenräumen. Bei leichtester Berührung entsteht eine Blutung. Unbemerkt beim Kauvorgang dringen so Bakterien der Mundflora in das Kreislaufsystem ein.

Bis zu 10 Quadratzentimeter offene Wunde finden sich bei massiver Parodontose zwischen Zahn und Zahnhalteapparat. Das entspricht insgesamt etwa einer Wunde von der Größe einer Streichholzschachtel!

Eine riesige Angriffsfläche für die bis zu 300 Millionen Bakterien, die sich in einem Gramm Mundspeichel befinden. Die Invasion ins Körperinnere ist kaum aufzuhalten, schließlich siedeln die Bakterien an den Innenwänden des Arteriensystems. Eine Entzündung entsteht.
Gehen Sie also regelmäßig

zum Zahnarzt, außerdem empfiehlt sich drei Mal im Jahr eine professionelle Zahnreinigung. Lassen Sie sich das Reinigungsprocedere für die Zahnzwischenräume mit speziellen Bürstchen und mit Zahnseide zeigen. Nach ein paar Tagen wird die Blutung weniger und die Gefahr der Bakterieninvasion nimmt ab. Bleiben Sie aber dran an der Eigenprophylaxe. Wachsen die Beläge wieder, kommt die nächste Zahnfleischblutung so sicher wie das Amen in der Kirche.

Wenn harte Kerle weich werden — Erektionsstörungen und Raucherbein

Wo wir schon im Mundbereich sind: Die Zigarette im Mundwinkel mag möglicherweise für viele cool aussehen. Aber Nikotin ist ein fieses Blutgift, es schädigt die Wände der Adern ohne Umwege. Insbesondere wenn der Kettenraucher eine Werbe-Ikone nachäfft und sich einen Glimmstängel nach dem anderen anzündet, das Gift also im Dauerangriff auf den Körper einwirkt. Nikotin und andere inhalative Gifte aus dem Tabakqualm sind böse Gefäßwandaggressoren. Zwar versucht der Körper, mit seinen Reparaturmechanismen die Defekte zu kaschieren. Aber ein Anti-Nikotinpflaster hat er nicht zur Verfügung. Außerdem kann eine Arterie nicht endlos zugepflastert werden. Auch hier ist ein Verschluss unweigerlich vorprogrammiert. In letzter Konsequenz bezahlt der Tabakfreund sein Laster mit dem, was der Arzt „arterielle Durchblutungsstörung der Beine“ nennt. Der Volksmund ist weniger rücksichtsvoll und spricht von einem Raucherbein. Beginnt mit einem Kribbeln im entsprechenden Bein, später kommt ein Taubheitsgefühl oder stechender Schmerz dazu. Das Fatale: Nicht nur die Funktionsfähigkeit des Beines wird eingeschränkt, durch die fehlende Durchblutung stirbt das Bein nach und nach ab, muss teilweise amputiert werden, weil in diesem fortgeschrittenen Stadium Lebensgefahr besteht.

Mangelnde Durchblutung. Das haben viele Männer zu beklagen, auch wenn sie nicht ans Essen denken. Durchblutungsmangel schlägt bei ihnen ausgerechnet dort zu, wo sie sich körperlich am meisten von der Frau unterscheiden. Auch hier ist oft das Rauchen auslösend beteiligt, aber auch andere Faktoren können die Männlichkeit einschränken — Stichwort Lebenswandel. Als eine wichtige Ursache von Erektionsstörungen ist eine eingeschränkte Durchblutung der Schwellkörper ausgemacht worden. Mehr noch: Impotenz kann auf bevorstehende Herzinfarkte oder einen plötzlichen Herztod hindeuten. Diesen Zusammenhang haben unter anderem Forscher der Universität des Saarlandes in einer Studie belegt. Gemäß ihrem Bericht im Fachmagazin „Circulation" wiesen in einer Studie mit 1.500 Männern mit Herz-Kreislauf-Erkrankungen diejenigen Teilnehmer, die zusätzlich impotent gewesen sind, ein doppelt so hohes Herzinfarkt- oder Herztodrisiko auf wie diejenigen ohne Erektionsstörungen. Daher raten die Wissenschaftler dazu, dass impotente Männer zusätzlich auf Herz-Kreislauf-Erkrankungen untersucht werden sollten.

L-Arginin — eine natürliche Alternative zu Potenzhilfen aus dem Pharma-Labor

Immer mehr Männer suchen Zuflucht bei chemischen Potenzhilfen, schlucken die Potenz-Pille oder eine ihrer Äquivalente. Risiken und Nebenwirkungen? Egal, Hauptsache ich stehe wieder meinen Mann! Dabei gibt es längst eine natürliche Alternative namens L-Arginin. Wegen seiner Eigenschaft, den NO-Spiegel im Blut zu erhöhen, trägt L-Arginin zu einer Erweiterung der Gefäße bei, auch der Schwellkörper im Penis nimmt die Hilfe dankend an. Unter Ernährungswissenschaftlern gilt es deshalb als natürliches Potenzmittel.

Weil der Botenstoff NO durch freie Radikale abgebaut wird, lässt sich die Wirkung von L-Arginin durch den kombinierten Verzehr mit Antioxidantien steigern. Im Unterschied zur blauen Pille wirkt L-Arginin nicht sofort, der Effekt auf die Potenz stellt sich nach einigen Tagen ein. Dafür aber ohne Gesundheitsgefahren.

Weniger bekannt, aber irgendwie logisch: Der günstige Einfluss von L-Arginin trifft auch auf die Libido der Frauen zu. Es regt die Durchblutung der Vagina an und stimuliert die Nerven in diesem Bereich.

Abgesehen davon, die Frauen werden es besonders gern hören, gilt L-Arginin wegen seiner Eigenschaft als aktivierendes Food-Supplement als Geheimtipp für strahlende Gesundheit und Schönheit. Weil es die Verwertbarkeit von Einzelwirkstoffen bis in die feinsten Kapillaren erheblich steigert. Und das schlägt sich auch im Aussehen positiv nieder. Insgesamt, das gilt für beide Geschlechter, ist L-Arginin auch ein brillanter Impulsgeber für Stimmungsaufhellung, Libido und Lebensfreude, welches die sportliche und mentale Leistungsfähigkeit fördert.

Die Effekte von L-Arginin hinsichtlich der Potenz auf einen Blick:

L-Arginin...

- ...verbessert die Erektionskraft durch Stickstoffretention!

- ...fördert die Durchblutung durch Gefäßwandentspannung!

- ...reduziert erhöhten Blutdruck (und ist damit eine erwägenswerte Alternative zu impotenzfördernden Betablockern und Calciumantagonisten)!

- ...erhöht Aktivität und Anzahl von Abwehrzellen und beugt damit „krankheitsbedingtem Ausfall der sexuellen Zweisamkeit“ vor!

- ...hält die Darmschleimhaut intakt — unverzichtbar für das Funktionieren unserer Immunabwehr!

Biologischer Rostschutz gegen freie Radikale: Die Antioxidantien

Freie Radikale. Unwillkürlich werden Assoziationen von blutsaugenden Kleinfledermäusen wach. Sie lassen sich weder durch Zaubersprüche abwehren noch mit finsteren Ritualen vertreiben. Aber mit dem, was in gesunder Nahrung steckt, vorwiegend in frischem Obst und Gemüse — inklusive Knoblauch. Andernfalls greifen sie als „chemische Draculas" in den Zellstoffwechsel ein und bringen lebensnotwendige Prozesse durcheinander. Dann gerät das System Mensch ins Schwächeln, schlimmstenfalls stürzt es ab. Kein Wunder, dass diese sogenannten freien Radikale von den Ernährungswissenschaftlern als Hauptfeind unserer Körperzellen angeprangert werden.
Beleuchten wir die Hintergründe: In unserem Körper gibt es ständig kleine Scharmützel. Pausenlos setzen aggressive Abbauprodukte des Stoffwechsels unseren Zellen und Organen zu. Vor allem die freien Radikale, das sind hoch reaktive Sauerstoffverbindungen. Sie vermehren sich besonders exzessiv, wenn der Körper sich anstrengt oder zu starker Strahlung ausgesetzt ist, etwa durch Sonne. Aber auch andere Aggressoren wie Tabakrauch, Alkohol oder Abgase fördern die Vermehrung der schädlichen Verbindungen.

Dabei haben freie Radikale im Grunde gute Absichten: Entdeckt das menschliche Immunsystem Krankheitserreger, wie z. B. Viren und Bakterien im Körper, mobilisiert es ein ganzes Heer davon, um die Eindringlinge außer Gefecht zu setzen — der Normalfall, wie ihn die Natur vorgesehen hat. Gesundheit ist aber immer auch eine Frage der Balance. Und die gerät in der modernen Welt mehr und mehr in Bedrängnis: Zum einen nehmen belastende Einflüsse von Umwelt und „entgleister" Lebensweise immer mehr zu, zum anderen mangelt es, vorwiegend aus Ernährungsgründen, an Nachschub für die natürlichen Gegenspieler der freien Radikale. Gemeint sind die sogenannten Radikalenfänger oder Antioxidantien. Aufgrund dieser Schieflage muss das Immunsystem mit einer zunehmend gehandicapten Schutztruppe gegen immer mehr Aggressoren ankämpfen.

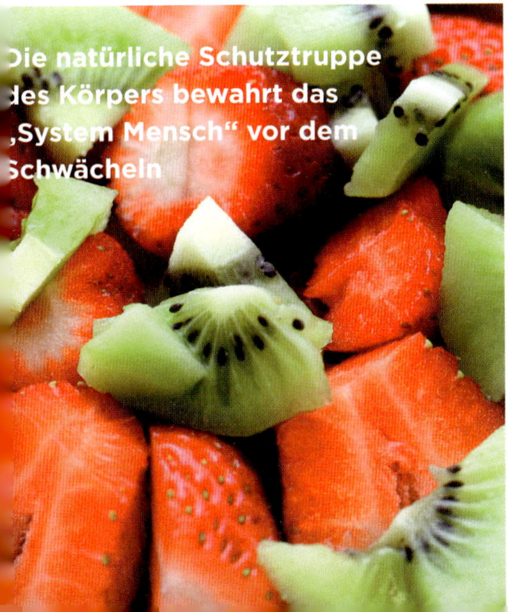

Zur Verdeutlichung: Lässt man einen Obstsalat an der frischen Luft stehen, werden die Früchte nach wenigen Stunden braun. Bildlich gesehen beginnen sie zu rosten. Techniker, Chemiker und Mediziner nennen es Oxidation. Noch deutlicher: Die überschüssigen freien Sauerstoff-Radikale „fressen" die Zellwände auf. Das Obst wird matschig und fällt zusammen. Träufelt man aber Zitronensaft über den Salat, bleibt das Obst frisch und knackig. Die Erklärung: Der Radikalenfänger Vitamin C ist eine Art biologisches Rostschutzmittel. Und genau das benötigt unser Körper, um das Übermaß an freien Radikalen auszugleichen, chemisch abzupuffern und somit Viren, Bakterien und Co. permanent Paroli zu bieten.

Aber nicht nur Viren und Bakterien lösen Massenproduktionen freier Radikale aus. Dieses Potenzial wird noch zusätzlich erhöht, beispielsweise durch Agrargifte, z. B. „Pflanzenschutzmittel“ wie Pestizide (Schädlingsbekämpfungsmittel) und Fungizide (Pilzvernichtungsmittel), aber auch durch Turbodünger auf den Feldern oder durch künstliche Wachstumsbeschleuniger und Antibiotika bei der Massenviehzucht. Auch körperliche und psychische Überanstrengung, Ozon, radioaktive Strahlung und Medikamente gehören zu den Auslösefaktoren. Vergessen wir nicht Blei, Cadmium, Quecksilber und Drogen (z. B. Nikotin). Das alles trägt dazu bei, dass das Zerstörungspotenzial der freien Radikale erheblich zunimmt.

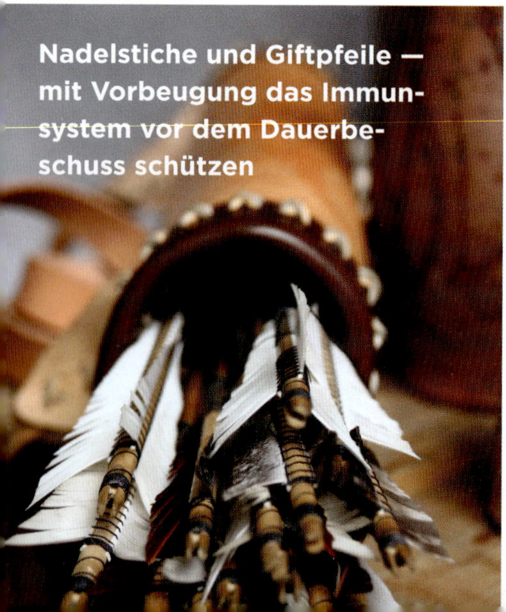

Nadelstiche und Giftpfeile — mit Vorbeugung das Immunsystem vor dem Dauerbeschuss schützen

Sicher, der Mensch ist belastbar. Mit dem einen oder anderen Schadstoff wird das Immunsystem spielend fertig. Aber Tag für Tag massenhaft beharkt durch Attacken unterschiedlichster Art und Herkunft — hinzu kommen immer mehr Stressfaktoren durch Arbeit, Familie und Freizeit —, kann sich das Blatt schnell wenden. Vor allem bei Menschen, deren natürliches Schutzsystem — um es einmal technisch auszudrücken — nicht hinreichend unterstützt, gewartet oder betankt wird. Dann haben die aggressiven Rostbringer besonders leichtes Spiel.

So weit einige wenige „Nadelstiche“ von vielen anderen, die unser Immunsystem täglich attackieren. Dabei gibt es unzählige chemische Stoffe und Substanzen in unserer Umgebung — aber auch in unserer Nahrung —, deren Wirkung noch nicht einmal bekannt ist. So nimmt jeder Deutsche im Jahr durchschnittlich mehr

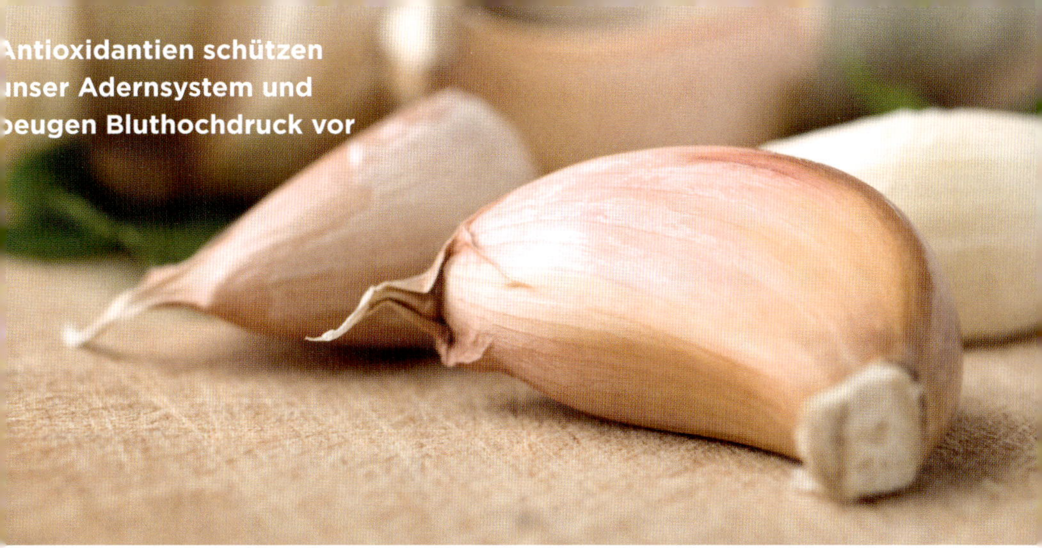

als 18 Kilo chemische Zusatzstoffe zu sich!

Die Anzahl dieser „Beigaben“ in unseren Nahrungsmitteln ist vom Verbraucher kaum noch zu überblicken. In Fastfood-Fertiggerichten und vielen Grundnahrungsmitteln steckt häufig mehr Chemie als zulässig. Die Skala reicht von Farb- und Konservierungsstoffen, Gelier-, Verdickungs- und Feuchthaltemitteln, Emulgatoren und Geschmacksverstärkern bis zu Trenn- und Süßungsmitteln. Darüber hinaus können noch zahlreiche andere Stoffe mit E-Nummern den Lebensmitteln zugesetzt werden. In der Summe längst nicht mehr unbedenklich. Und noch etwas ist wenig erforscht: wie die Kombinationen von mehreren Stoffen und Stoffverbindungen aus Umwelt und Nahrung auf Körper und Psyche wirken.

Thilo Bode, Chef der Verbraucherorganisation Foodwatch, bringt das Dilemma so auf den Punkt: „Es kann einem den Appetit verderben, wenn man sieht, wie sich Grundnahrungsmittel wie etwa Brot, Wurst, Säfte, unter Beibehaltung traditioneller Etiketten in industriell gefertigte Produkte mit künstlichem Geschmack verändern.“

Halten wir fest: Freie Radikale sind gleichermaßen Zellgift und ein Risikofaktor für Arteriosklerose. Aber ebenso wenig wie eine einzelne Schwalbe den Sommer macht, muss umgekehrt die eine oder andere „chemische Zutat" aus der Umwelt oder der Nahrung noch keine Gesundheitsgefährdung sein. Betrachtet man die Gesamtheit dieser Einflüsse und erst recht deren Kombinationsmöglichkeiten, so fragt man sich, welche belastenden Verbindungen auf das menschliche Immunsystem einwirken? Hier steuert eine clevere Ernährung gegen. Nahrungsergänzungen auf natürlicher Basis unterstützen den Prozess der biologischen Mobilmachung. Die darin enthaltenen Antioxidantien helfen dem Körper, sich gegen den Ansturm zu schützen.

Der Wert dieser „Rost-Schutzstoffe", die unsere Blutgefäße schützen, Bluthochdruck erst gar nicht entstehen lassen oder sogar erhöhte Blutdruckwerte senken, wurde erst vor wenigen Jahren wissenschaftlich untersucht und bewiesen. Es gibt eine ganze Palette an Vitalstoffen, die den Blutdruck positiv beeinflussen und die Blutgefäße schützen. Als wirkungsvoller Schutz für die Gefäße haben sich die Vitamine B6, B12, C und E, Niacin (B3), Folsäure sowie die Spurenelemente Zink, Selen und Chrom herausgestellt. Eine herausragende Rolle für den Blutdruck spielt das L-Arginin.

Das Entscheidende, wir erinnern uns, ist die Funktion von L-Arginin als „NO-Sponsor". Das bedeutet, die Aminosäure wird in Stickstoffmonoxid (NO) umgewandelt und fördert außerdem allgemein die körpereigene NO-Synthese. Hinsichtlich der freien Radikale wichtig: die Stärkung des Immunsystems und die Verbesserung des Fettstoffwechsels. Vor allem aber entspannt Stickstoffmonoxid die

Blutgefäße, die dadurch weiter werden, einen besseren Blutdurchfluss gewährleisten und den Blutdruck senken. Weiterhin hemmt Stickstoffmonoxid die Verklumpung der Blutplättchen (Thrombozyten-Aggregation). Das Blut bleibt „dünner“ und kann die Blutgefäße leichter passieren. Und auch die Bildung von Blutgerinnseln, häufige Ursache für Herzinfarkt und Schlaganfall, wird gehemmt.

Eines wird jetzt klar: Je mehr freie Radikale sich im Körper befinden, desto schwieriger hat es das L-Arginin, das über die Nahrung aufgenommen wird. Ein guter Grund, es regelmäßig in Form von Nahrungsergänzung zuzuführen, denn L-Arginin...

- ...entspannt die Arterien, sodass der gesunde Blutkreislauf mit ungehinderter Durchblutung gewährleistet ist.
- ...fungiert als leistungsfähiges Antioxidans und vernichtet freie Radikale.
- ...sorgt für die gesunde Funktion zahlreicher Immunsystemzellen, z. B. Makrophagen und Lymphozyten, indem sie mit Hilfe von NO Eindringlinge abwehren.
- ...hilft durch das Hämoglobin (wovon es ein Bestandteil ist) in den roten Blutkörperchen beim Transport von Sauerstoff und beim Abtransport von Kohlendioxid aus dem Körper.

Frühwarnsystem gegen Arterienverkalkung — der ADMA-Test bringt Klarheit

Soweit zu den freien Radikalen als Gegenspieler von L-Arginin. Allerdings gibt es einen weiteren Widersacher — das Asymmetrische Dimethylarginin, kurz ADMA. Ein erhöhter ADMA-Wert deutet auf ein gesteigertes Risiko für Herz-Kreislauf-Erkrankungen hin. Wie wir wissen, wird normalerweise L-Arginin durch ein Enzym, die Stickstoffmonoxidsynthase, in Stickstoffmonoxid (NO) umgewandelt. Genau diesen Vorgang hemmt ADMA. Mit dem Effekt, dass weniger NO für die Flexibilisierung der Gefäßmuskulatur zur Verfügung steht. Die Arterien bleiben weiter im Krampfzustand und begünstigen dergestalt die Entstehung von Arteriosklerose.

Je höher die ADMA-Konzentration ist, desto mehr wird die NO-Synthese eingeschränkt. Bei einer hohen Konzentration von ADMA entsteht aus L-Arginin nicht mehr NO, es entstehen schädliche Sauerstoffradikale. Verdrängt man aber ADMA durch L-Arginin, wird die Stickstoffmonoxid-Synthese wieder angeregt.

ADMA gilt als Marker für die Entstehung von Arteriosklerose und ist bereits vor dem Auftreten arteriosklerotischer Ablagerungen messbar. Also eine Art Frühwarnsystem vor Gefäßverkalkung. Der reguläre Normwert für ADMA liegt bei 0,4-0,75 µmol/l.

Wichtig für alle, die ihren Arteriosklerose-Status exakt feststellen wollen: Es gibt einen einfachen ADMA-Test, den jeder leicht zu Hause durchführen kann. Dabei wird mit einer Lanzette ein Tropfen Blut aus dem Finger entnommen, auf einen Papierstreifen gebracht und dieser in ein Speziallabor geschickt.

Nähere Informationen hierzu erhalten Sie auf der Webseite:

www.admatest.de

Folsäure, Vitalstoffe, L-Arginin: Warum Nahrungsergänzungen sinnvoll sind

Wussten Sie schon, dass...

- ...fünf der häufigsten Todesursachen auf schlechte Ernährung zurückführen sind?
- ...über zwei Drittel aller Nahrungsmittel industriell hergestellt werden?
- ...falsche Ernährung und Übergewicht zu den Hauptursachen von Diabetes und Demenz gehören?
- ...in China mit dem Einstieg in das Fastfood-Zeitalter die Zahl der krankhaft Übergewichtigen schlagartig angestiegen ist?
- ...in Deutschland 10 bis 15 Prozent der Männer weniger als einmal pro Woche Obst und Gemüse essen?
- ...Hirnforscher Prof. Dr. Konrad Beyreuther die Ernährung als wahrscheinlich die ganz entscheidende Komponente bei Alzheimer definiert?

Ein paar Fakten nur, die den Zusammenhang von Ernährung und Gesundheit untermauern mögen. Leicht ließe sich eine schier endlose Reihe ähnlicher Tatsachen hinzufügen. Vor diesem Szenario ist es kaum verwunderlich, dass die Notwendigkeit von Nahrungsergänzungen immer mehr in den Blickpunkt gerät.

Doch viele reagieren darauf verwundert: „Warum soll ich Nahrungsergänzungen nehmen. Ich ernähre mich doch schon so gesund“, argumentieren sie. Ein gängiges Argument, und es erscheint logisch. Auf den ersten Blick jedenfalls. Aber — wie gesund ist unsere heutige Nahrung eigentlich noch? Frühere Generationen hatten damit kein Problem, da hieß es “One apple a day keeps the doctor away”. Allerdings wuchs dieser Apfel noch im eigenen Garten oder kam vom Bauern nebenan. Mittlerweile musste der Garten längst Parkplätzen weichen, und wo früher im Märzen der Bauer die Rösslein anspannte, steht heute ein Megamarkt.

Weil die Zeiten sich immer schneller änderten und schließlich zur Globalisierung führten, raten moderne Ernährungsexperten inzwischen, fünf Mal am Tag zu Obst oder Gemüse zu greifen, mindestens. Weil im guten alten Apfel — das gilt ebenso für die meisten Obst- und Gemüsesorten — längst nicht mehr genügend drin ist von dem, was von Natur aus reingehört. Aber mindestens fünf Mal täglich Obst und Gemüse, wer schafft das schon? Die Realität sieht heute eher so aus: Nur wenige Menschen haben die Zeit oder das Geld oder die Lust, täglich frisches Obst und Gemüse aus biologischem Anbau einzukaufen und möglichst noch vitalstoffschonend zuzubereiten.

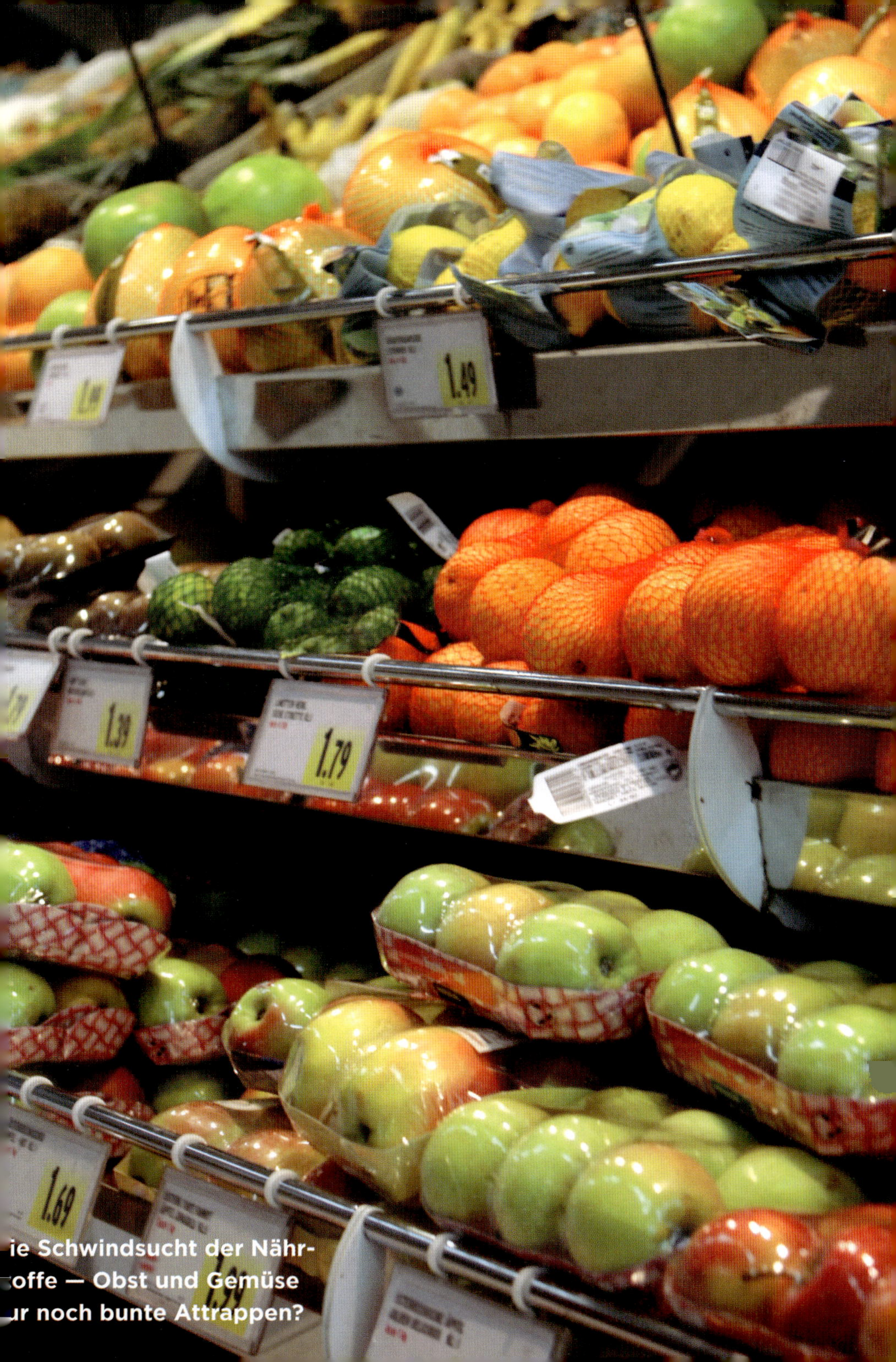

ie Schwindsucht der Nähr-
offe — Obst und Gemüse
ur noch bunte Attrappen?

Wer es dennoch schafft, rutscht vom Regen in die Traufe. Besser gesagt, in die Vitalstofflücke. Die geriet erstmals Ende der 1990er Jahre ins Bewusstsein der Öffentlichkeit. So stellte die Bayerische Verzehrstudie von 1997 eine flächendeckende Unterversorgung mit Zink, Jod, Fluor und Ballaststoffen fest. Auch mit vielen anderen Nährstoffen seien einzelne Bevölkerungsgruppen unterversorgt, unter anderem mit Vitamin A, Vitamin C, Vitamin D und Vitamin E.

Der Schweizer Ernährungsbericht aus dem Jahr 1998 konstatiert, dass mit fortschreitender Globalisierung der Lebensmittelmärkte schwerwiegende Nährstoffdefizite entstehen. Die Verfasser bemängeln eine ungenügende Deckung bei mehreren lebenswichtigen Nährstoffen. Namentlich fehle es an den Vitaminen B1, B2, B6, dem Vitamin D sowie an Calcium und Jod.

1996 lieferte die Forschungsabteilung des Schwarzwaldsanatoriums Obertal weitere Details: Laut deren Untersuchung hatten sich im Laufe der vergangenen 11 Jahre viele Inhaltsstoffe von Obst und Gemüse nahezu verflüchtigt. So sank bei Erdbeeren der Gehalt an Vitamin C um 67 Prozent, der Anteil an Magnesium im Spinat reduzierte sich um 68 Prozent, die Calciummenge in Kartoffeln um 70 Prozent, und vom Vitamin B6 in Bananen blieben gerade mal acht Prozent übrig.

Weitere Untersuchungen kamen zu ähnlichen Ergebnissen. So im Jahre 2005 die Laboruntersuchung im Auftrag eines deutschen Nahrungsergänzungsmittelproduzenten. Untersucht wurde der durchschnittliche Nährwertverlust im Vergleichszeitraum zu 1994. Danach verlor der Apfel währenddessen 65 Prozent seines Gehaltes an wichtigen Wirkstoffen, Strauchtomaten 40 Prozent, italienischer

Gemüsefenchel 45 Prozent, Möhren büßten 35 Prozent ein und Bananen aus Equador 30 Prozent.

Lange Transportwege, manchmal rund um die Welt, Turbowachstumswahn nebst extremer Düngung, Ernte im unreifen Zustand – die Früchte der Natur müssen richtig Federn lassen, bevor sie gegessen werden können. Aber manchmal werden sie noch zusätzlich gerupft: Konservieren, Sterilisieren, die Fastfood-Kultur beim Essen fordert Tribut – da bleiben weitere Vitamine und andere Inhaltsstoffe auf der Strecke. Den Rest besorgen Vitalstoffkiller wie Mikrowelle, zu lange Garzeiten oder Endloslagerung im heimischen Kühlschrank. „Keimfreies, totes Essen", resümiert der Ex-Spiegel-Redakteur Hans-Ulrich Grimm, der die „Schöne neue Welt des Essens" in seinem gleichnamigen Buch mit pointierter Feder aufs Korn nimmt.

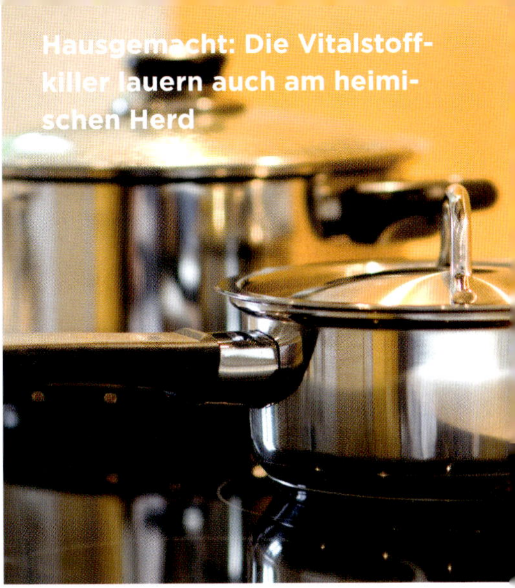

Hausgemacht: Die Vitalstoffkiller lauern auch am heimischen Herd

Damit aber leider noch immer nicht genug. Hinzu kommen immer mehr Umweltbelastungen: Antibiotika und Anabolika bei der Fleischmast, Altöl im Hühnerfutter, Klärschlamm auf der Rinderweide, PCB und Dioxine in Futtermitteln, Kadavermehl im Schweinetrog, bestrahltes Obst und Gemüse. All das löst eine Flut an freien Radikalen aus. Welche Chance eine gute Qualität in diesem Umfeld überhaupt noch hat, mag sich jeder selbst ausrechnen. Eine umfangreiche Darstellung dieses Themas findet sich in dem Kompakt-Reader von

Wolfgang W. Seefeldt: „Das Elefantensyndrom. Warum wir täglich Nahrungsergänzungen brauchen".

Stichwort Nahrungsergänzungen. Davon gibt es jede Menge und heutzutage beinahe überall. Aber helfen Pillen, Pulver und Tabletten vom Discounter oder von dubiosen Internetshops tatsächlich weiter? Wohl kaum, denn deren Wirkstoffkonzentration ist einfach zu niedrig. Wohl auch deshalb, weil die allgemeinen Empfehlungen zu Nährstoffmengen nach Ansicht von Ernährungsexperten so niedrig angesetzt sind, dass sie allenfalls eine Unterversorgung verhindern. Ein Vorbeuge- oder gar Schutzeffekt — unter diesen Umständen glatte Fehlanzeige. Zudem ist es sinnlos, isolierte Vitamine aus dem Chemielabor zu sich zu nehmen. Zwar versprechen viele Hersteller hohe Wirksamkeit und schnelle Linderung der Beschwerden. Doch aufgepasst: Nur ganz spezifische Kombinationen von Nährstoffen garantieren, dass diese auch vom Körper aufgenommen werden können. Diese „Biokompatibilität" ist das A und O, wenn es um Nahrungsergänzungen geht. Ansonsten landet der Großteil der Stoffe ungenutzt in der Toilette.

Die Lösung lautet also: Nahrungsergänzungen ja, aber die richtigen müssen es sein. Auf natürlicher Basis und auf die persönlichen Bedürfnisse und Lebenssituationen zugeschnitten. Idealerweise in Kombination mit anderen Wirkstoffen, die sich gegenseitig unterstützen. Da ist zum Beispiel die Açai-Beere. Mit diesen „Minifrüchtchen vom Amazonas" können wir dem eben konstatierten Vitalstoffmangel zu Leibe rücken.

„Warum ausgerechnet die Açai-Beere?", werden Sie vielleicht fragen. Ich verrate es Ihnen: Weil sie sozusagen der freundliche Bodyguard gegen die Invasion der freien Radikale ist, die uns täglich bestürmen und unsere Zellen angreifen. Die abwehrstarken „Blaubeeren des Urwalds" werden aus großer Höhe von der Kohlpalme in den üppigen tropischen Regenwäldern Brasiliens geerntet, einem der nährstoffreichsten Gebiete der Welt. Sie sind wahre Vitalstoffgiganten. Beachtlich ist ihr Gehalt an den Vitaminen A und C, B1 und B2, an Calcium, Kalium, Magnesium sowie Eisen. Wie hoch ihr antioxidativer Wert ist, lässt sich sogar exakt definieren. Mit dem sogenannten ORAC-Messverfahren; es bedeutet „Sauerstoff Radikale Neutralisierungskapazität" und wurde entwickelt im Nationalen Institut für Altersforschung (Brunswick Laboratorien, USA). Mit einem ORAC-Wert von etwa 6.000 pro 100 Gramm erreicht die Frucht etwa den doppelten Wert im Vergleich zum zweitplatzierte Granatapfel. Die Bronzemedaille teilen sich Blaubeere und Grüntee. Demgegenüber erreicht man mit den von der Deutschen Gesellschaft für Ernährung empfohlenen fünf Portionen Obst und Gemüse lediglich einen Wert von etwa 1.700 ORAC-Einheiten. Das reicht nach Ansicht von Ernährungsexperten gerade mal, um Mangelerscheinungen zu verhindern.

Die tropische Açai-Beere wächst in einem der nährstoffreichsten Gebiete der Welt

Die dritte Kraft neben L-Arginin und der Açai-Beere, ohne damit ein Ranking vornehmen zu wollen, ist im Trio das Chlorophyll. Es speichert die Kraft des Sonnenlichts und ist eminent wichtig für eine optimale Sauerstoffversorgung des Körpers. Weil Chlorophyll dem Blutfarbstoff Hämoglobin bis auf ein zentrales Atom absolut ähnlich ist; statt Eisen enthält es Magnesium.

So kann der Körper vermehrt sauerstoffbindendes Hämoglobin herstellen. Zudem wirkt es durch seine hohen Basenwerte sehr positiv auf die Darmflora, fördert das Säure-Basen-Gleichgewicht des Körpers und hat auch eine positive Wirkung auf Herz und Nerven.

Auf einen Blick: Die wichtigsten Highlights von L-Arginin

Klar, der Bedarf an Chlorophyll ließe sich durch den Verzehr entsprechender Nahrung decken, zumindest theoretisch. Aber ich wage nicht auszurechnen, wie viele Kilogramm Spinat, Grünkohl oder auch Broccoli man täglich verzehren müsste, um diesbezüglich ausreichend versorgt zu sein.
Glücklicherweise gibt es Chlorophyll inzwischen als Nahrungsergänzung in flüssiger extrahierter Form in Flaschen zu kaufen. Ein idealer Partner für Açai-Beere und L-Arginin.

Womit wir wieder beim Hauptdarsteller und Themengeber dieses Buches wären. Damit die Vitalstoffe der Açai-Beere und der Sauerstoff aus dem Chlorophyll auch ordentlich zirkulieren können, sollten unsere Blutpipelines fit und transportfreundlich sein.

Dafür sorgt L-Arginin, der Schubkraftgeber (in der Raumfahrt Booster genannt) für das Stickoxid, das unsere Blutbahnen in Raketenlifte verwandelt — so Sie mir diese technische Metapher gestatten. Und weil dem Hauptdarsteller das letzte Spotlight vor dem Schlussapplaus gebührt, hier die wichtigsten Highlights von L-Arginin noch einmal auf einen Blick:

- L-Arginin bietet eine umfassende Gefäßunterstützung und beeinflusst die Plaque-Bildung. Stickstoffoxid hält die Arterien entspannt und flexibel und sorgt somit für einen besseren Blutdruck.

- L-Arginin beeinflusst das Gedächtnis, insbesondere das Kurz- wie Langzeitgedächtnis und vermag dazu beizutragen, die Auswirkungen von Alzheimer und Demenz zu mildern.

- L-Arginin kann bei der Behandlung und Vorbeugung von Diabetes helfen. Folgeerkrankungen wie schlechte Blutzirkulation, Blindheit oder Gefäßkrankheiten können vermieden werden.

- L-Arginin optimiert die männliche sexuelle Leistungsfähigkeit durch die Verminderung von gefäßbedingten Erektionsstörungen.

- L-Arginin kann dazu verwendet werden, die Funktion der Prostata zu verbessern.

- L-Arginin ist nützlich bei der Behandlung von Asthma, da es die Atemwege öffnen kann.

Ähnlich positive Wirkungungen lassen sich beobachten bei

- Schlaganfall
- multiple Sklerose
- chronisches Rheuma
- chronische Schmerzen
- Allergien
- Depressionen
- Rückenleiden
- Wechseljahresbeschwerden
- verminderte Sehkraft
- Diabetikerfuß
- Blasenschwäche
- verminderte Hirnleistungen
- einen gestörten Hormonhaushalt
- Migräne
- Osteoporose

Kommen wir zum Nachspann. Nach wie vor gilt: Die Pille, das Pulver oder das Getränk für eine anstrengungsfreie Gesundheit hat noch niemand erfunden. Aber die Formel, die dem am nächsten kommt, die haben Sie inzwischen kennengelernt: L-Arginin + Chlorophyll + Açai-Beere. Diese Kombination ist geradezu unschlagbar. Doch auch dieses kraftvolle Trio allein ist noch kein Garant für vollkommene Gesundheit und ein hohes Alter. Ein gewisses Maß an Eigeninitiative gehört auch dazu. Beispielsweise regelmäßige Bewegung, seelische Entspannung, möglichst viel Obst und Gemüse essen, das Rauchen einstellen und Alkohol nur in Maßen trinken. Integrieren Sie diese flankierenden Maßnahmen in Ihren Lebensstil, wirkt all das zusammen mit L-Arginin wie ein wahrer Jungbrunnen.

Denken Sie auch daran, sich bei unklaren Fragestellungen fachlichen Rat bei einem Therapeuten, Arzt oder Heilpraktiker Ihres Vertrauens einzuholen. Denn nur der Gesundheitsfachmann ist imstande, verborgene Krankheiten zu entdecken und geeignete Gegenmaßnahmen vorzuschlagen. Wie Sie die Krankheit durchstehen und überstehen, hängt letztlich auch von Ihrem Willen ab, Ihrem Leben eine entscheidende Wende zum Guten zu geben.

In diesem Sinne wünsche ich Ihnen vor allem eines:

Bleiben Sie gesund!

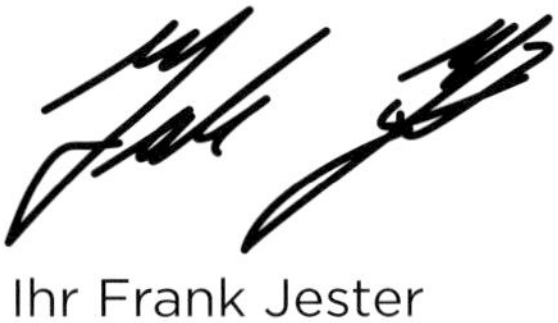

Ihr Frank Jester

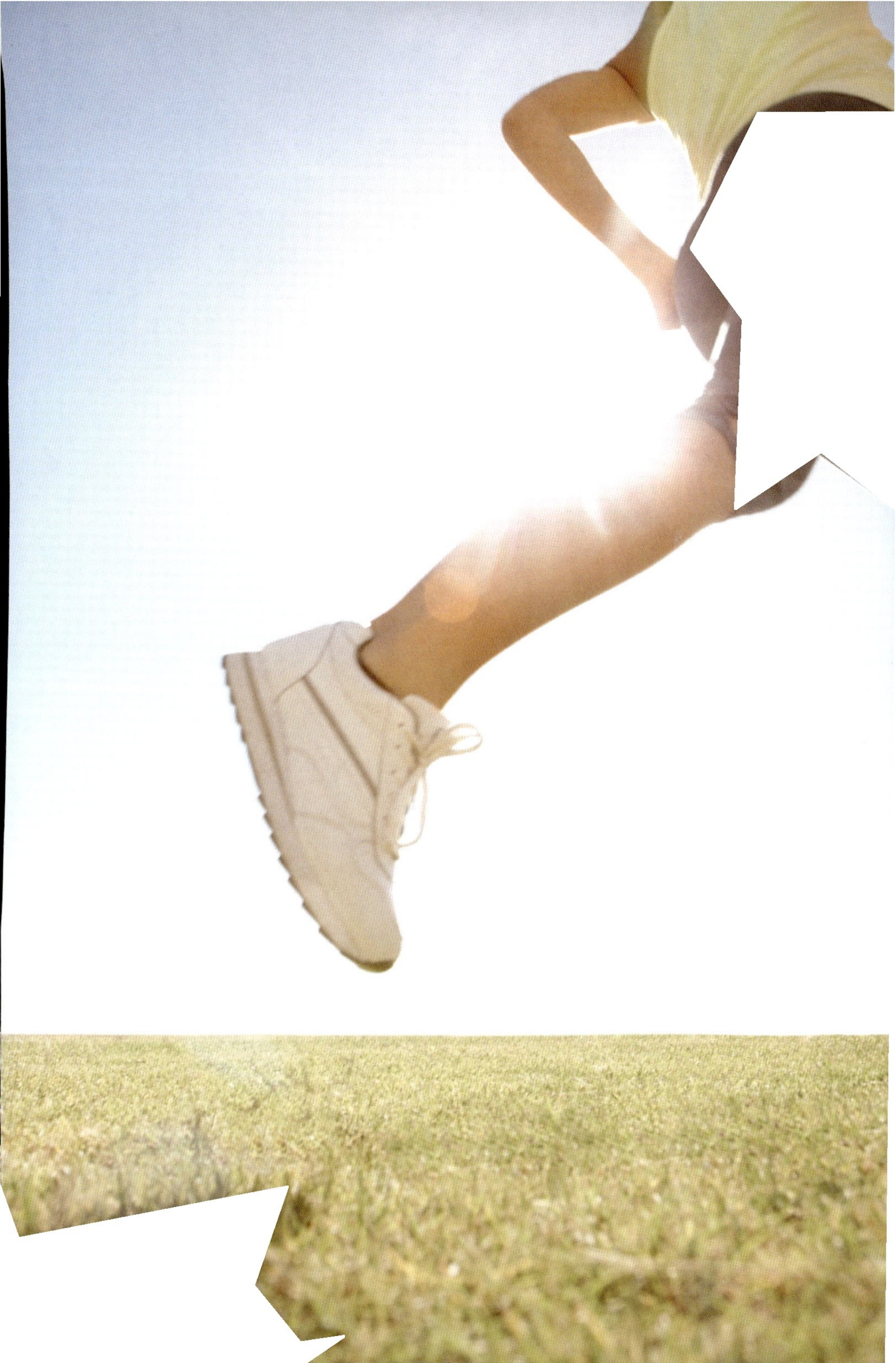

Anhang

1. Literaturangaben

1. Dr. Louis J. I. Ignarro, „No more heart disease" , St. Martin's Press, 175 Fifth Avenue, New York, N.Y. 10010

2. Die Haar-Revolution, Prof. Hademar Bankhofer, Kneipp Verlag, 1 Auflage, Dezember 2009

3. Süddeutsche Zeitung „Medikamente und Nebenwirkungen Bis zu 25.000 Todesfälle durch Medikamente" 9.11.2007

4. Dr. med. F. Batmanghelidj, „Wasser hilft" (Allergien, Asthma, Lupus), VAK Verlag, 2004

5. Osteoporosis: fast facts. National Osteoporosis Foundation. Accessed January 24, 2008.

6. Owusu W, Willett WC, Feskanich D, Ascherio A, Spiegelman D, Colditz GA. Calcium intake and the incidence of forearm and hip fractures among men. J. Nutr. 1997

7. Feskanich D, Willett WC, Stampfer MJ, Colditz GA. Milk, dietary calcium, and bone fractures in women: a 12-year prospective study. Am. J. Public. Health. 1997

8. Bischoff-Ferrari HA, Dawson-Hughes B, Baron JA, et al. Calcium intake and hip fracture risk in men and women: a meta-analysis of prospective cohort studies and randomized controlled trials. Am. J. Clin. Nutr. 2007

9. Bischoff-Ferrari HA, Willett WC, Wong JB, Giovannucci E, Dietrich T, Dawson-Hughes B. Fracture prevention with vitamin D supplementation: a meta-analysis of randomized controlled trials. JAMA. 2005

10. Feskanich D, Willett WC, Stampfer MJ, Colditz GA. Protein consumption and bone fractures in women. Am. J. Epidemiol. 1996

11. Bischoff-Ferrari HA, Dawson-Hughes B, Willett WC, et al. Effect of vitamin D on falls: a meta-analysis. JAMA. 2004

12. Feskanich D, Weber P, Willett WC, Rockett H, Booth SL, Colditz GA. Vitamin K intake and hip fractures in women: a prospective study. Am. J. Clin. Nutr. 1999

13. Thilo Bode „Abgespeist", S. Fischer Verlag, Frankfurt am Main 2007

14. Wolfgang W. Seefeldt, „Das Elefantensyndrom"

15. Weber P. Vitamin K and bone health. Nutrition. 2001

16. Boonen S, Lips P, Bouillon R, Bischoff-Ferrari HA, Vanderschueren D, Haentjens P. Need for additional calcium to reduce the risk of hip fracture with vitamin D supplementation: evidence from a comparative meta-analysis of randomized controlled trials. J. Clin. Endocrinol Metab. 2007

17. Tucker KL, Morita K, Qiao N, Hannan MT, Cupples LA, Kiel DP. Colas, but not other carbonated beverages, are associated with low bone mineral density in older women: The Framingham Osteoporosis Study. Am. J. Clin. Nutr. 2006

18. Booth SL, Tucker KL, Chen H, et al. Dietary vitamin K intakes are associated with hip fracture but not with bone mineral density in elderly men and women. Am. J. Clin. Nutr. 2000

19. Manson JE, Hsia J, Johnson KC, et al. Estrogen plus progestin and the risk of coronary heart disease. N. Engl. J. Med. 2003

20. John Cooke MD Ph.D., „The Cardiovascular Cure: How to Strengthen Your Self Defense Against Heart Attack and Stroke (Paperback)", Broadway (August 12, 2003)

21. Ganmaa D, Sato A. The possible role of female sex hormones in milk from pregnant cows in the development of breast, ovarian, and corpus uteri cancers. Med. Hypotheses, 2005

22. World Cancer Research Fund, American Institute for Cancer Research. Food, nutrition, physical activity, and the prevention of cancer: a global perspective. Washington DC: AICR, 2007.

23. Giovannucci E, Rimm EB, Wolk A, et al. Calcium and fructose intake in relation to risk of prostate cancer. Cancer Res. 1998

24. Giovannucci E, Liu Y, Platz EA, Stampfer MJ, Willett WC. Risk factors for prostate cancer incidence and progression in the Health Professionals Follow-up Study. International Journal of Cancer. 2007

25. Larsson SC, Bergkvist L, Rutegard J, Giovannucci E, Wolk A. Calcium and dairy food intakes are inversely associated with colorectal cancer risk in the Cohort of Swedish Men. Am. J. Clin. Nutr. 2006

26. Cho E, Smith-Warner SA, Spiegelman D, et al. Dairy foods, calcium, and colorectal cancer: a pooled analysis of 10 cohort studies. J. Natl. Cancer Inst. 2004

27. Cappuccio FP, Elliott P, Allender PS, Pryer J, Follman DA, Cutler JA. Epidemiologic association between dietary calcium intake and blood pressure: a meta-analysis of published data.
Am. J. Epidemiol. 1995

28. Martinez ME, Willett WC. Calcium, vitamin D, and colorectal cancer: a review of the epidemiologic evidence. Cancer Epidemiol. Biomarkers, Prev. 1998

29. Hyman J, Baron JA, Dain BJ, et al. Dietary and supplemental calcium and the recurrence of colorectal adenomas. Cancer Epidemiol Biomarkers, Prev. 1998

30. Dickinson HO, Nicolson DJ, Cook JV, et al. Calcium supplementation for the management of primary hypertension in adults. Cochrane Data-base Syst. Rev. 2006

31. Dr. med. Max Otto Bruker und Dr. phil. Mathias Jung
„Der Murks mit der Milch", emu-Verlags- und Vertriebs-GmbH

32. Franz Binder und Josef Wahler, „Zucker - der süße Verführer",
VAK Verlags GmbH

33. Hans-Ulrich Grimm „Die Suppe lügt", Klett-Cotta Verlag

34. Phillip Stockfleth, „Durchhalten", 2010 Norderstedt, www.argininbuch.de

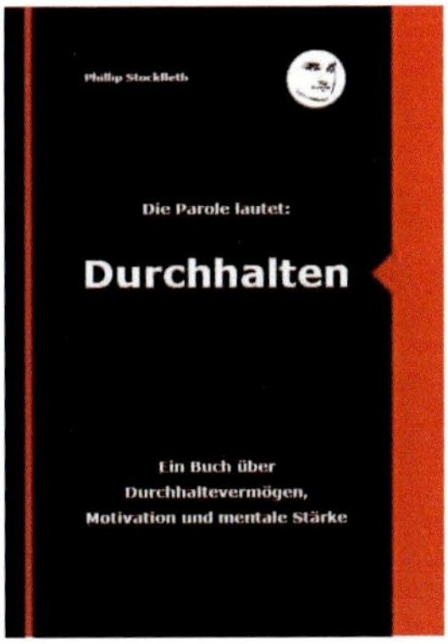

2. Haftungsausschluss

Trotz gewissenhafter Recherche kann der Autor keine Haftung für die Inhalte übernehmen. Kopieren, Vervielfältigen und Digitalisieren, auch auszugsweise, ist nur nach schriftlicher Genehmigung von Frank Jester gestattet. Der Autor übernimmt keine Haftung für Schäden irgendwelcher Art, die sich direkt oder indirekt aus der Anwendung der hier vorgestellten Therapie ergeben könnte. Bitte beachten Sie in jedem Fall die Aufforderung des Autors, eine mögliche Therapie vor Beginn mit ihrem Arzt abzusprechen. Der Inhalt dieses Buches ist in keiner Weise eine Anleitung zur Selbstbehandlung.

3. Autor

Frank Jester, Hamburg
www.frankjester.de

4. Bildquellen

Titelfoto	©	Marius Röer, Hamburg
Seite 4	©	Carlo Zamboni, Hamburg
Seite 9	©	Professor Rainer Böger, Hamburg
Seite 11	©	lisegagne - istockphoto.com
Seite 12	©	vidento communications - Koblenz
Seite 18	©	brainsil - istockphoto.com
Seite 21	©	farina3000 - fotolia.com
Seite 22	©	positief - istockphoto.com
Seite 25	©	JM Fotografie - fotolia.com
Seite 27	©	3492043 -istockphoto.com
Seite 28	©	gbrundi - istockphoto.com
Seite 30	©	styf - fotolia.com
Seite 33	©	dušan zidar - fotolia.com
Seite 38	©	Bernard Bailly - fotolia.com
Seite 40/41	©	dogayusufdokdok - istockphoto.com
Seite 45	©	boryak - istockphoto.com
Seite 50	©	pitjoe - istockphoto.com
Seite 53	©	Adventure_Photo - istockphoto.com
Seite 56	©	Juanmonino - istockphoto.com
Seite 60	©	Sebastian Kaulitzki - fotolia.com
Seite 62	©	Sebastian Kaulitzki - fotolia.com
Seite 66	©	Edyta Pawlowska - fotolia.com
Seite 69	©	Rainer Sturm - fotolia.com
Seite 72	©	7610824 - fotolia.com
Seite 75	©	jamesbenet - istockphoto.com
Seite 79	©	SondraP - istockphoto.com
Seite 80/81	©	Malena und Philip K - fotolia.com
Seite 84	©	mbbirdy - istockphoto.com
Seite 91	©	Nina Hoff - fotolia.com
Seite 92	©	Foto-Biene - fotolia.com
Seite 93	©	xxmmxx - istockphoto.com
Seite 99	©	Petr Nad - fotolia.com
Seite 101	©	Christian Stoll - fotolia.com
Seite 107	©	pixdeluxe - istockphoto.com
Rückseite	©	Carlo Zamboni - Hamburg

Aktuelle Gesundheitsvorträge mit Frank Jester:

www.gesundheitsvortrag.com
www.gesundheitsvortrag.at

Buch-/DVD-Bestellung:

www.argininbuch.de
www.argininbuch.at

Das neue Frank Jester Buch:

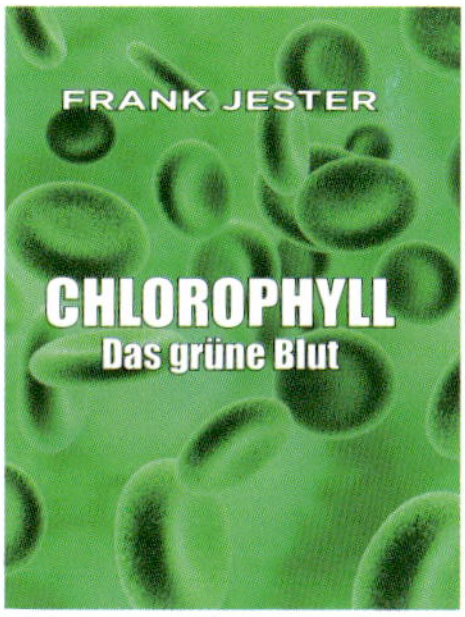

CHLOROPHYLL - Das grüne Blut

ISBN 978-3-943453-00-3

Impressum

3. überarbeitete Auflage, Juli 2011

Redaktionsschluss: 03.07.2011

Herausgeber: Marina Jester

Wohldorfer Damm 12, D-22395 Hamburg

Layout/Satz: vidento communications, Koblenz

Redaktion: Wolfgang W. Seefeldt

Printed in EU

ISBN 978-3-00-031619-7

Dieses Buch kann Ihr Leben verändern!

„Nichts ist so ansteckend wie das Leben."

Frank Jester